Birgit Kaltenthaler

Powerdrink Sauerstoffwasser

- Immunsystem stärken, Heilungsprozesse beschleunigen
- Vitalität, Ausdauer und Leistungskraft verbessern
- Extra: Trinkwasser auf dem Prüfstand

midena

Inhalt

Wasser – Urquell des Lebens

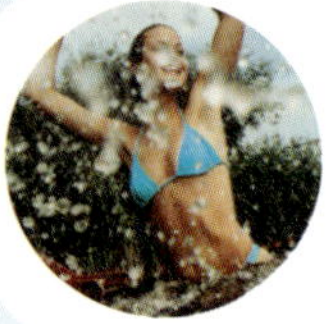

Sauerstoff – ein ganz besonderer Stoff

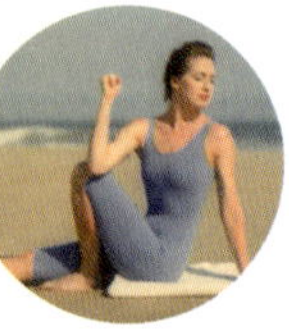

Sauerstoffwasser unter der Lupe

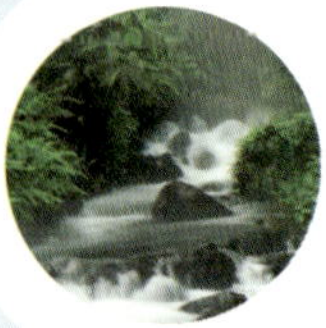

Leitungswasser – ein gesunder Durstlöscher?

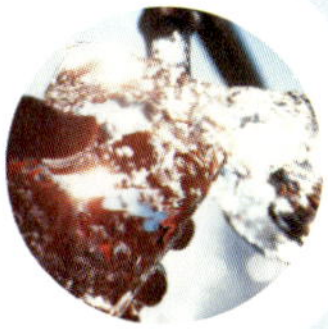

Voller Vitalität: verwirbeltes und levitiertes Wasser

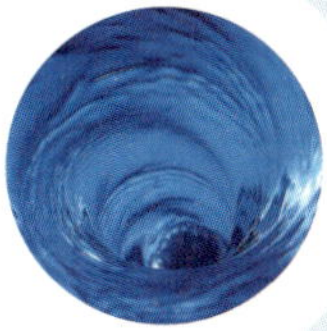

Wasser –
Urquell des Lebens

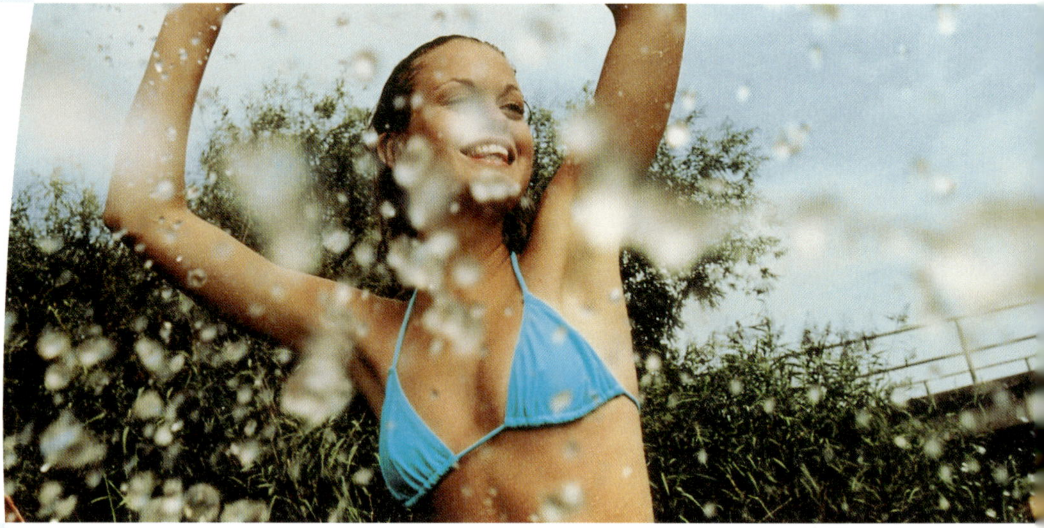

Wasser gehört als etwas Selbstverständliches zum Alltag und findet daher kaum Beachtung. Wenn wir krank sind, suchen wir nach Arzneien in Pulver-, Tabletten- oder Tropfenform. Kaum aber verwenden wir Wasser als lebensspendende Medizin. Tatsächlich ist es das älteste Heilmittel der Erde, wir müssen es nur zu nutzen wissen!

Lebenselixier und Heilmittel

Neben der Luft zum Atmen ist Wasser unser wichtigstes Lebensmittel. Wir bestehen zu einem sehr großen Teil aus Wasser. Es ist die Grundlage aller biologischen Vorgänge in unserem Körper.

- Wenn wir geboren werden, enthält unser Körper etwa 97 Prozent Flüssigkeit, sind wir erwachsen rund 75 Prozent. Im Alter reduziert sich der Wasseranteil auf ca. 65 Prozent.
- Bei starkem Flüssigkeitsmangel funktioniert unser Gehirn nicht mehr, es besteht nämlich ebenfalls zu 75 Prozent aus Wasser.
- Sogar die Knochen enthalten 22 Prozent Wasser.

Wen wundert's also, dass wir vom kühlen Nass ganz und gar abhängig sind. Ohne Trinken können wir gerade mal fünf bis sieben Tage überleben. Ohne Essen halten wir es immerhin notfalls 30 bis 40 Tage aus.

Viele lebenswichtige Funktionen

Das Wasser, das wir täglich trinken, fördert bekanntlich die Entschlackung. Es transportiert Mineralstoffe und Spurenelemente, beseitigt Abbauprodukte aus dem Stoffwechsel und ist maßgeblich an der Regulation unserer Körpertemperatur beteiligt. Wasser nimmt Wärme viel langsamer als andere Substanzen auf und gibt sie ebenso langsam wieder ab.

Man staune: Innerhalb von 24 Stunden fließen 1400 l Wasser durch unser Gehirn, während in der gleichen Zeit 2 000 Liter durch die Nieren strömen. Rund 2,5 Liter scheiden wir jeden Tag über den Urin, den Stuhl, die Atmung und den Schweiß aus. Dabei verlieren wir natürlich wichtige Stoffe wie Mineralien und Spurenelemente, die wir ebenso wie die Flüssigkeit wieder ersetzen müssen.

Kein Nährstoffmangel macht sich so rasch bemerkbar wie ein Flüssigkeitsdefizit, denn der Wasserhaushalt des Körpers ist eng mit dem Stoffwechsel und der Temperaturregulation verbunden.

Wasser ist besser als Limonade

Deshalb ist es wichtig, dass wir nicht irgendein Wasser oder gar kalorienreiche Limonaden, Bier oder Cola literweise trinken, sondern gesundes Wasser – damit unser Körper fit bleibt oder wird.

Welches Wasser ist aber nun wirklich gesund? Der Markt ist überschwemmt von Mineralwässern, Heilwässern und Tafelwässern. Seit einiger Zeit gibt es sogar Sauerstoffwasser zu kaufen. Dieses Buch soll Ihnen helfen, einen Überblick zu bekommen - damit Sie herausfinden können, welches Wasser Ihnen persönlich gut tut.

Die Zellen brauchen Flüssigkeit

Unser Körper besteht aus Millionen einzelner Zellen, die eine wässrige Flüssigkeit trennt und füllt. Und hier liegt der Schlüssel zur Gesundheit: Bekommen die Zellen immer wieder genügend gesundes Wasser, dann haben wir gute Chancen, gesund zu bleiben.
Das Körperwasser wird in zwei Bereiche untergliedert:

- Die intrazelluläre Flüssigkeit: Das ist das innerhalb der Zellmembran befindliche Zellwasser. Es macht rund 40 Prozent des Körpergewichts aus.
- Die extrazelluläre Flüssigkeit: Sie befindet sich außerhalb der Zellen. Zu ihr gehören das Blutplasma in den Adern und die Flüssigkeit, die die Zellen umgibt. Dieser Flüssigkeitsanteil macht etwa 20 Prozent des Körpergewichts aus.

Feste Nahrung enthält ebenfalls Wasser

In der Hauptsache gleichen wir Wasserverluste durch Getränke (täglich mindestens 1,5 Liter) aus. Aber auch durch feste Nahrungsmittel führen wir unserem Körper jeden Tag etwa 0,7 Liter so genanntes gebundenes Wasser zu. Weitere 0,3 Liter Flüssigkeit bekommen wir durch Verbrennen der im Organismus gespeicherten Kohlenhydrate, Fette und Eiweiße.
Es gibt wasserreiche Lebensmittel wie Obst, Gemüse, Milch, Magerquark, frisches Fleisch und frischen Fisch. Sie enthalten 50 bis 99 Prozent Wasser. Halbfeuchte Lebensmittel wie Camembert, Brötchen, Marmelade und Honig haben einen Wasseranteil von 20 bis 50 Prozent, während trockene Lebensmittel nur bis zu 20 Prozent Wasser enthalten. Zu ihnen zählen beispielsweise Nüsse, Schokolade, Fett und Getreide. Sie machen besonders durstig, vor allem wenn man viel davon isst.
Übrigens: Wussten Sie das schon? Wenn Sie Durst verspüren, liegt bei Ihnen bereits ein beachtlicher Flüssigkeitsmangel vor. Ihr Blutvolumen und gleichsam Ihre Leistungsfähigkeit sind dann schon erheblich reduziert!

Das Durstgefühl ist ein sehr ungenauer Gradmesser für unseren Flüssigkeitsbedarf. Oft tritt es erst dann auf, wenn bereits ein erhebliches Wasserdefizit im Körper herrscht, das Blut verdickt und die Leistungsfähigkeit eingeschränkt ist.

Die positive Energie des Wassers

Überall auf der Welt gibt es Wasser. Etwa 70 Prozent unseres Planeten sind mit Wasser bedeckt. Es ist in ständiger Bewegung und Veränderung. Es entnimmt der Luft Sauerstoff, Stickstoff und Kohlendioxyd, dem Boden Kalzium, Natrium und viele weitere Mineralien.

Es hat die wunderbare Fähigkeit, andere Substanzen zu lösen, es ist voller Dynamik und kann stets neue Informationen sammeln und wieder abgeben. Im Wasser findet die Begegnung und Umwandlung anderer Elemente statt. Man kann mit Recht sagen: Wasser formt unsere Welt.

Eine Welt voller Schwingungen

Wir erforschen heute die Struktur und die physikalischen Eigenschaften des Wassers. Und wir wissen: Wenn wir es elektromagnetisch oder chemisch verschmutzen, zerstört es unsere Umwelt und macht unseren Körper krank. Wir wissen außerdem, dass jedes Lebewesen aus Energie mit einer ganz bestimmten Schwingung besteht. Aber auch jede Substanz, sei sie nun natürlicher Art oder künstlich geschaffen, besitzt ihr spezifisches Schwingungsmuster. So ist das Wasser, das wir tagtäglich trinken, ebenfalls voller Schwingungen. Am besten führen wir uns reines, klares Wasser mit positiver Aufladung zu, z. B. frisches Quellwasser aus der Natur.

Der bekannte schweizerische Psychologe Carl Gustav Jung hat einmal sehr treffend das Wasser mit den Gefühlen verglichen. Es ist ein Element, das feinste Schwingungen weiterleiten kann.

Wasser hat sogar ein Gedächtnis

Nehmen wir als Beispiel eine Schneeflocke: Sie besteht aus unzähligen Wassermolekülen (Molekül = Baustein der Materie) in einer ganz bestimmten stabilen Anordnung. Eine zweite Schneeflocke mit genau dieser Anordnung von Molekülen gibt es nicht noch einmal, jede hat eine ganz individuelle Struktur.

Wenn Sie diese Schneeflocke schmelzen, wird sie zu Wasser. Bringen Sie sie nun unter den gleichen Bedingungen noch einmal zum Gefrieren, wird sie wieder genau dieselbe (nicht eine ähnliche!) Form annehmen wie vorher. Sie erinnert sich also an ihren früheren Aufbau, sie hat quasi ein Gedächtnis. Obwohl Wasser flüssig ist, ist es somit in der Lage, Informationen zu speichern, da seine Moleküle eine feste Struktur anstreben.

Wassermoleküle zeigen drei wichtige physikalische Eigenschaften, die Wasser als Transport- und Lösungsmedium so geeignet machen: Sie binden sich fest aneinander (Kohäsion), sie binden sich an andere Moleküle (Adhäsion) und sie steigen in feinen Gefäßen gegen die Schwerkraft an (Kapillarität).

Wasser trägt Informationen weiter

Trinken Sie vitales Wasser aus einer Quelle im Wald oder auf einem Berg, dann können Sie die Mineralien schmecken, die es aus dem Boden geholt hat. Sie nehmen gleichzeitig auch die frische Energie und Reinheit des Wasser mit auf.

Während das Wasser nun talabwärts fließt, absorbiert es auf seiner Reise viele physikalische Informationen und subtile Schwingungen. Es reagiert auf jede Veränderung in seinem Umfeld. Es dehnt sich aus, zieht sich zusammen oder erzeugt rhythmische Wellen. Es verändert sich in jeder Sekunde viele Male. Gleichzeitig beeinflusst das Wasser alles, was ihm begegnet, und es lässt sich beeinflussen. Es gräbt sich ins Flussbett, fließt entsprechend langsamer oder schneller. Und bei jeder Begegnung und Veränderung reicht es seine Informationen weiter. Mit dem Wasser verhält es sich also nicht anders als mit den Lebewesen: Eindrücke werden gespeichert, ob man will oder nicht, bewusst oder unbewusst.

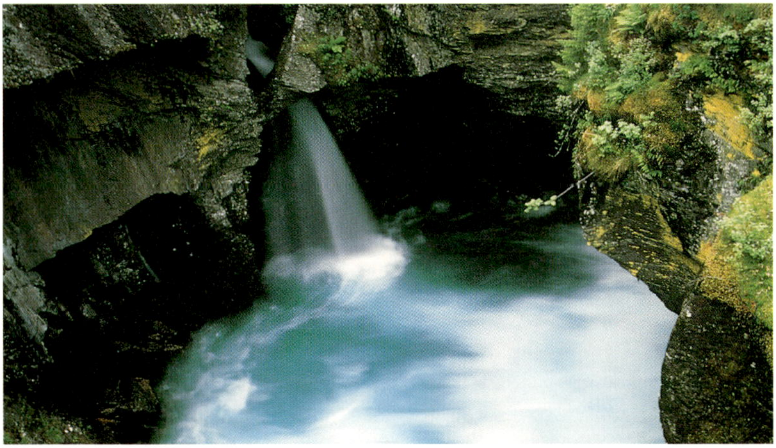

Im Quellwasser sind wertvolle Mineralien aus dem Boden gelöst.

Bestes Wasser für beste Gesundheit

Kein Wunder also, dass Wasser ein solch guter Informationsträger ist. Seine Qualität und Energie verändern sich durch jede Bewegung, durch jeden Temperaturwechsel, jeden nur erdenklichen Einfluss von außen, auch durch elektrische, magnetische und elektromagnetische Felder.

Trinken Sie z. B. Mineralwasser, das eine Zeit lang auf Ihrem Schreibtisch, gleich neben dem Computer, gestanden hat, dann ist es elektromagnetisch aufgeladen und sicher nicht gesund.

Halten Sie Ihr Trinkwasser also möglichst fern von solchen Störungen, damit es seine gesunde Struktur und seine positive Energie behält! Achten Sie beim Kauf stets darauf, wo es herkommt.

In der Naturheilkunde gibt es im Übrigen einige Heilverfahren, die sich das Wissen über die positive Schwingungsenergie des Wassers zunutze machen. Man denke nur an die Bachblüten-Therapie, bei der frische Blüten ihre Heilschwingungen auf Wasser übertragen. Auch die Homöopathie arbeitet mit den ganz feinen Schwingungsenergien des Wassers.

Reines Wasser für homöopathische Arzneien

»Ähnliches heilt Ähnliches« lautet das Naturprinzip, auf dem die Wirkung der Homöopathie beruht.

Homöopathische Mittel werden durch Schütteln von reinem, destilliertem Wasser hergestellt. Man überträgt dabei ein Mineral oder eine organische Substanz auf das Wasser. Anschließend wird es viele Male verdünnt. Durch diese so genannte »Potenzierung« verliert die Substanz ihren nachweisbaren stofflichen Charakter und verwandelt sich mehr und mehr in Energie und Information, die auf der Trägersubstanz, in diesem Fall dem Wasser, gespeichert ist. In der Arznei befindet sich nun also keine physikalische Substanz mehr. Deshalb wirkt sie auch nicht auf der körperlichen, sondern auf einer anderen, feinstofflichen Ebene. Weil Wasser subtile Energien abgibt und aufnimmt, können homöopathische Mittel also Heilung bringen.

Expertentipp

!

So wie das Wasser Energien und Schwingungen aufnimmt, kann es auch eine Geschmacksübertragung erfahren. Machen Sie doch einmal dieses Experiment: Sie füllen eine Glasflasche mit Wasser und stellen sie verschlossen mindestens 24 Stunden lang in den Kühlschrank neben ein paar aufgeschnittene, reife Aprikosen. Wenn Sie dann von diesem Wasser trinken, wird es leicht nach Aprikose schmecken.

Trinkwässer im Überblick

Mineralwasser	Heilwasser	Quellwasser	Tafelwasser
aus unterirdischen Wasservorkommen	aus unterirdischen Wasservorkommen	aus unterirdischen Wasservorkommen	
von ursprünglicher Reinheit	von ursprünglicher Reinheit		
ernährungsphysio-logisch wirksam	therapeutische Wirkung		
natürlicher Gehalt an Mineralien	natürlicher Gehalt an Mineralien	natürlicher Gehalt an Mineralien	
am Quellort abgefüllt	am Quellort abgefüllt	am Quellort abgefüllt	
amtlich anerkannt	amtlich zugelassen		
kontrollierte Qualität	kontrollierte Qualität	kontrollierte Qualität	kontrollierte Qualität
Lebensmittel	Fertigarzneimittel		

Trinkwässer auf dem Prüfstand

Es gibt in Deutschland rund 350 Sorten Mineralwasser und etwa 65 verschiedene Heilwässer. Welches Wasser trinken Sie momentan? Für welches Wasser entscheiden Sie sich im Restaurant? Mineralwasser, Heilwasser, Quell- oder Tafelwasser? Kaufen Sie Einweg- oder Mehrweg-, Glas- oder Plastikflaschen?
Informieren Sie sich erst einmal genau darüber, was all diese Durstlöscher unterscheidet und wie Sie beim Getränkekauf umweltfreundlich handeln können.

Mineralwässer dürfen nur wenig behandelt werden. Erlaubt sind der Entzug von Eisen und Schwefel aus optischen und geschmacklichen Gründen sowie der Entzug oder Zusatz von Kohlensäure.

Ein hochwertiges Lebensmittel - Mineralwasser

Es hat seinen Ursprung in unterirdischen, vor Verunreinigungen geschützten Wasservorkommen. Mineralwasser muss als einziges Getränk nach dem Gesetz »ursprünglich rein« sein und daher direkt an der Quelle abgefüllt werden. Nur wenige Behandlungsverfahren sind erlaubt. Seine wertvollen Mineralien und Spurenelemente, die es von Natur aus enthält, haben einen positiven Einfluss auf den Organismus. Als einziges deutsches Lebensmittel braucht Mineralwasser eine amtliche Anerkennung. Dafür wird es in mehr als 200 Untersuchungen geprüft.

So entsteht Mineralwasser: Natürliches Mineralwasser ist Niederschlagswasser, das beim Versickern durch die unterschiedlichen Erd- und Gesteinsschichten gefiltert und gereinigt wird. Dieser Vorgang kann einige hundert Jahre dauern. Dabei löst das Wasser Mineralien und Spurenelemente aus dem Gestein.

Die verschiedenen Mineralwassertypen

- Hydrogencarbonatwasser (HCO_3) stammt aus kalkhaltigen Gesteinen. Es wirkt der Anhäufung saurer Stoffwechselprodukte entgegen. Es ist gut geeignet für Menschen, die viel Sport treiben oder ernährungsbedingt übersäuert sind. Es neutralisiert die durch sportliche Tätigkeit im Muskel anfallende Milchsäure sowie die mit Lebensmitteln und Getränken aufgenommenen säurebildenden Bestandteile im Organismus. Die meisten Mineralwässer gehören zu dieser Gruppe.
- Sulfatwasser stammt aus gipshaltigen Böden. Es enthält viel Schwefel, der als Sulfat (SO_4) auf dem Etikett ausgewiesen ist. Es wird nicht vom Organismus aufgenommen und erst im Darm aktiv. Somit verbessert Sulfatwasser auf natürliche Weise die Verdauung.
- Chloridwasser durchläuft Salzlager, die Ablagerungen der Urmeere. Es ist besonders reich an Chloriden (Cl-) und damit meist auch an Natrium (Na+). Diese beiden Stoffe sind die im Wasser gelösten Bestandteile von Kochsalz. Chloridwässer sind geeignet,

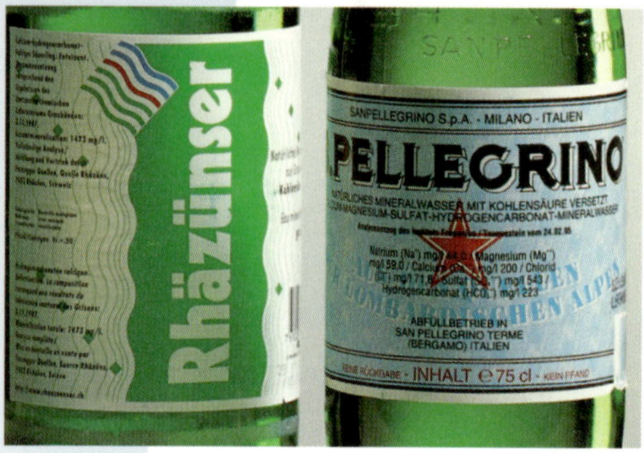

wenn der Flüssigkeits- und damit auch der Salzverlust besonders hoch sind. Wer viel schwitzt, unter Durchfall oder Erbrechen leidet, sollte dieses Mineralwasser wählen.

- Mischformen gibt es natürlich auch. Sie werden nach ihren Hauptbestandteilen benannt, z.B. Kalzium-Sulfat-Hydrogencarbonat-Wasser oder Kalzium-Magnesium-Chlorid-Wasser.

Kleines Etiketten – ABC

Jedes natürliche Mineralwasser muss ein Etikett tragen, auf dem seine genaue, immer gleichbleibende Zusammensetzung steht. Manche Angaben sind für den Normalverbraucher nicht sehr verständlich. Was das Flaschenetikett verrät:

- Natürliches kohlensäurehaltiges Mineralwasser: Das Wasser wird mit seinem natürlichen Gehalt an Quellkohlensäure abgefüllt.
- Natürliches Mineralwasser mit eigener Quellkohlensäure versetzt: Das Wasser wird mit Kohlensäure aus dem gleichen Quellvorkommen versetzt und hat nach der Abfüllung einen höheren Kohlensäuregehalt als am Quellaustritt.
- Natürliches Mineralwasser mit Kohlensäure versetzt: Das Wasser wird mit Kohlensäure versetzt, die nicht aus demselben Quellvorkommen stammt.
- Stille Quelle oder stilles Wasser: Es enthält weniger als 5,5 g Kohlensäure pro Liter.
- »enteisent«: Dem Wasser wurde durch Belüftung Eisen entzogen. Nach dem Öffnen der Flasche würde nämlich in Wasser gelöstes Eisen oxygenieren und rostbraune Flocken bilden. Achtung: Dieses Wasser entzieht dem Körper nicht das Eisen!
- »entschwefelt«: Hier wird in einem ähnlichen Verfahren Schwefel entzogen, damit Geschmack und Geruch des Wassers nicht beeinträchtigt sind.
- Mindesthaltbarkeitsdatum: Eigentlich ist natürliches Mineralwasser, vor allem wenn es mit Kohlensäure versetzt ist, unbegrenzt haltbar, aber der Gesetzgeber verlangt diese Angabe. Meist ist die Haltbarkeit auf etwa zwei Jahre nach der Abfüllung datiert.

Ein sanftes Arzneimittel – Heilwasser

Es stammt ebenso wie Mineralwasser aus unterirdischen, vor Verunreinigungen geschützten Wasservorkommen und muss auch direkt an der Quelle abgefüllt werden. Es gehört zu den klassischen Naturheilmitteln, aktiviert die natürlichen körpereigenen Kräfte und stärkt die Stoffwechsel- und Organfunktionen.

Die Zusammensetzung der Mineralien und Spurenelemente ist entscheidend für einen bestimmten Effekt im Körper. Die Wirksamkeit eines Heilwassers ist wissenschaftlich nachgewiesen. Daher zählt es auch zu den Arzneimitteln. Man kann es jeden Tag trinken oder für eine mehrwöchige Trinkkur nutzen.

Heilwässer schmecken und riechen oft ziemlich unangenehm und sind gewöhnungsbedürftig. Je nach den gelösten Wirkstoffen haben sie einen sauren, metallischen oder gar, wenn Schwefel enthalten ist, fauligen Beigeschmack.

Hier helfen Heilwässer

- Bei Verdauungsbeschwerden: Bewegungs- und Flüssigkeitsmangel und ballaststoffarme Ernährung sind oft die Ursache von Verstopfung. Mild abführende Heilwässer mit Sulfat (siehe Seite 11) helfen auf natürliche Weise.
- Bei Nieren- und Harnwegsproblemen: Bei Harnwegsinfekten sollten Sie ein Wasser mit hohem Hydrogencarbonat-, Magnesium- und Kalziumanteil wählen. Es wirkt entzündungshemmend und kann Steinbildung vorbeugen.
- Bei Magenbeschwerden: Hydrogencarbonat-Wässer bringen Linderung bei chronischer Magenschleimhautentzündung oder zu viel Säure im Magen. Ein Glas Heilwasser vor dem Essen hilft gegen Sodbrennen.
- Bei Stoffwechselerkrankungen: Bei Diabetes mellitus verbessern Heilwässer mit Natriumhydrogencarbonat die Insulinwirkung und Kohlenhydratverträglichkeit. Wer unter Gicht leidet, kann ebenfalls auf solche Wässer zurückgreifen, da sie die Harnsäureausscheidung steigern.
- Bei Mineralstoffmangel: Kalziumreiches Wasser beugt Osteoporose vor, bei koronaren Herzerkrankungen und einem geschwächten Nervensystem wirkt Magnesium unterstützend, und Fluorid verhindert Karies.

Direkt vom Ursprung – Quellwasser

Es stammt aus unterirdischen Wasservorkommen, muss aber nicht ursprünglich rein sein. Es braucht auch keine positive Wirkung für die Gesundheit vorzuweisen.

Es bedarf keiner amtlichen Anerkennung, hat aber allen Kriterien zu genügen, die für Trinkwasser vorgeschrieben sind. Die mikrobiologischen Anforderungen sind genauso hoch wie die von Mineralwasser, auch die Behandlungsverfahren und die Abfüllung werden streng kontrolliert. Quellwasser wird ebenfalls direkt an der Quelle abgefüllt. Der Entzug oder das Hinzufügen von Kohlensäure und das Abtrennen von Eisen und Schwefel sind erlaubt.

Bei einer Wasserader auf dem Grundstück ist es ein reizvolles Unternehmen, einen eigenen Brunnen bohren zu lassen. Nur selten hat dieser Quell Trinkwasserqualität, aber er kann für Haushalt und Garten gute Dienste leisten.

Ein Mixgetränk – Tafelwasser

Es ist ein industriell hergestelltes Produkt, das aus verschiedenen Wasserarten besteht, meist auf der Basis von Leitungswasser sowie anderen Zutaten. Früher nannte man es auch »künstliches Mineralwasser«. Es braucht keine amtliche Anerkennung. Für die Mischungsverhältnisse gibt es keine gesetzlichen Vorschriften, wohl aber für die Wasserarten, die es enthalten darf (siehe Kasten).

Im Gegensatz zu Mineralwasser muss es in der Gastronomie nicht in der Originalverpackung serviert werden. Es kann in Kanistern, Fässern oder Schläuchen gelagert sein. Oft wird es direkt an der Theke gezapft.

Was Tafelwasser enthalten darf

- Trinkwasser und natürliches Mineralwasser
- Natursole (ein besonders salzreiches Wasser) oder Mineralwasser, dessen Salzgehalt durch Wasserentzug erhöht wurde
- Meerwasser – die Höhe seines Anteils muss angegeben werden
- Natriumchlorid und Kohlendioxyd
- Zusatzstoffe laut Zusatzstoff-Zulassungsverordnung

Mehrwegflaschen schonen die Umwelt

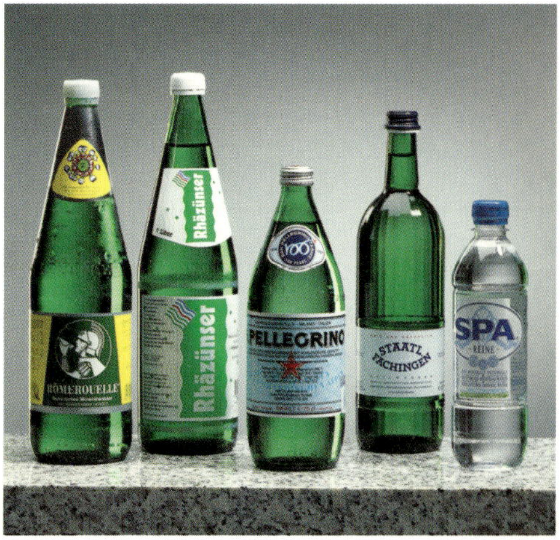

Die Zeiten sind vorbei, als man noch mit der Milchkanne zum Bauern oder mit dem Krug zum Bierbrauer ging und sich seine Getränke abholte. Wasser und andere Durstlöscher gibt es heute in den verschiedensten Flaschen, Alu- oder Weißblechdosen und im Karton zu kaufen. Viele dieser Verpackungen sind allerdings nicht umweltfreundlich und sorgen dafür, dass unsere Müllberge wachsen.

Gut für unterwegs – Einweg-Verpackungen

Sie werden nur einmal gefüllt und landen nach Gebrauch entweder im Glascontainer oder in der gelben Tonne. Sie werden teilweise wiederverwertet oder verbrannt. Viele Wässer sind in Kunststoffflaschen zu bekommen, die man nach einmaligem Gebrauch wegwirft. Besonders praktisch, aber nicht gerade umweltfreundlich sind die kleinen Flaschen mit einem halben Liter Füllmenge.

Umwelttipp: Solche handlichen Flaschen, die vor allem für Kinder angenehm leicht für unterwegs sind, können Sie zu Hause kurz durchspülen und mehrmals selbst wieder befüllen. Das spart Müll!

Ausdauernd und rationell – Glasflaschen

Sie sind umweltfreundlich! Eine Mineralwasserflasche aus Glas wird bei einer durchschnittlichen Lebensdauer von sieben Jahren etwa 50 Mal wiederbefüllt. Danach schmelzt man sie ein und verarbeitet sie zu einer neuen Flasche.

Mit anderen Worten: Jede Mehrwegflasche ersetzt über 100 Getränkedosen. Hinzu kommt noch, dass Getränke in Mehrweg-Verpackungen oft auch preiswerter sind.

Expertentipp

!

Schrauben Sie den Verschluss wieder auf die Glasflasche auf, wenn sie leer ist. Er schützt den Flaschenkopf und das Verschlussgewinde auf dem Rücktransport zum Mineralbrunnen. So kommen jährlich über 8000 Tonnen Aluminium zum Recycling. Auch die Kunststoffverschlüsse werden aussortiert und wieder verwendet.

Kritische Zusätze – kritischer Mangel

Die meisten Menschen, vor allem Kinder, trinken lieber Wasser mit Kohlensäure. Sie meinen, es erfrische mehr und lösche besser den Durst. Dass dieser prickelnde Genuss aber nicht für alle gesund ist, wissen nur wenige. Regenwasser und destilliertes Wasser sind in der Regel nicht als Getränk geeignet – warum, erfahren Sie hier.

Kohlensäure hält das Wasser frisch

Der Name täuscht: Bei Kohlensäure handelt es sich um das Gas Kohlendioxyd. Es entsteht durch vulkanische Vorgänge in den Erdschichten. 1 l abgekühlte Magma setzt rund 80 l Kohlensäure frei. Diese steigert das Lösungsvermögen des Wassers, sodass es mehr Mineralstoffe und Spurenelemente aufnehmen kann. Kohlensäure macht das Wasser außerdem auf natürliche Weise haltbar.

Expertentipp

- Eiswürfel gelingen am besten, wenn Sie kohlensäurearmes Mineralwasser verwenden.
- Fettfrei braten Sie Fleisch in wenig kohlensäurehaltigem Mineralwasser in einer beschichteten Pfanne.
- Verzichten Sie auf die Zitronenscheibe im perlenden Mineralwasser. Der Zitrusgeschmack beeinträchtigt seine natürliche Frische.

Prickelwässer – pro und contra

Die positive Wirkung von Kohlensäure: Das Wasser schmeckt intensiver und regt die Funktion von Magen und Darm an. Kohlensäure übt im Magen einen sanften Dehnungsreiz aus, die Produktion von Magensaft und die Durchblutung der Schleimhäute im Darm werden gesteigert. Vor allem kohlensäurehaltige Heilwässer werden von vielen Menschen zur Verdauungsanregung getrunken. Empfohlen wird ein Glas morgens auf nüchternen Magen.
Die negative Wirkung von Kohlensäure: Manche Menschen reagieren mit Aufstoßen oder gar Durchfällen. Sie sollten ein stilles Wasser bevorzugen. Außerdem trägt Kohlendioxyd zur Übersäuerung des Körpers bei, denn es ist ein Endprodukt des Stoffwechsels.

Ungesund – Regenwasser

Wollten wir nicht alle als Kind gerne im Regen draußen herumtollen und in Pfützen spielen? Besonders lecker schmeckte das

Wasser, das uns vom Himmel direkt in den Mund fiel. Als Trinkwasser für den Dauergebrauch jedoch ist dieses kühle Nass nicht geeignet. Regenwasser fällt leblos auf den Boden und sickert in die Erde ein, wo es sich langsam erwärmt. Nach einiger Zeit steigt es spiralförmig wieder nach oben und sammelt dabei Mineralien und Lebenskraft, bis es schließlich erneut ans Licht gelangt.

In Notsituationen, beispielsweise während einer Abenteuerreise, kann es schon einmal vorkommen, dass Sie vorübergehend Regenwasser trinken müssen, um zu überleben. Diesem Wasser fehlen jedoch Salze, Spurenelemente und Mineralstoffe wie Kalium und Jod. Auf Dauer würde das zu Mangelerscheinungen und Schilddrüsenstörungen führen.

Ganz abgesehen davon, dass Regenwasser sogar sehr schädlich sein kann: Man denke an den »sauren Regen«, der giftige Chemikalien enthält, aber keine energiebringenden Vitalstoffe.

Vorsicht

Viele Seefahrergeschichten wissen von Schiffbrüchigen zu berichten, die inmitten von endlosen Gewässern kläglich verdurstet sind – auch Meerwasser ist wegen seines hohen Salzgehaltes nicht genießbar und verursacht sehr bald schwerste Gesundheitsstörungen.

Räubert Mineralstoffe – destilliertes Wasser

Es kommt in der Natur nicht vor, ihm sind so gut wie alle lebenswichtigen Mineralstoffe entzogen worden. Destilliertes Wasser wird in der Fachsprache manchmal als »unreif« bezeichnet, weil ihm die lebenserhaltende Energie fehlt. Es hat keine Geschichte, keine Erinnerung an Berge, Strömungen, Mineralien oder Sonne, die seine Wirkung auf unsere Gesundheit beeinflussen könnten.

Als Grundlage für die Herstellung homöopathischer Arzneimittel (siehe Seite 9) ist es gut geeignet, weil es versucht, alle Mineralien und Nährstoffe aufzunehmen. Wenn wir es in größeren Mengen trinken, entzieht es aber auch unserem Körper lebenswichtige Spurenelemente und Mineralstoffe.

Gegen eine gelegentliche Kur mit destilliertem Wasser ist jedoch nichts einzuwenden, weil es Giftstoffe aus dem Körper ausschwemmt und ihn dadurch reinigt. Sonst bleibt es Zwecken vorbehalten, wo gerade sein Mangel an Mineralstoffen nützlich ist – so sorgt es dafür, dass Dampfbügeleisen und andere Geräte, die mit Wasserdampf arbeiten, nicht verkalken.

Sauerstoff – ein ganz besonderer Stoff

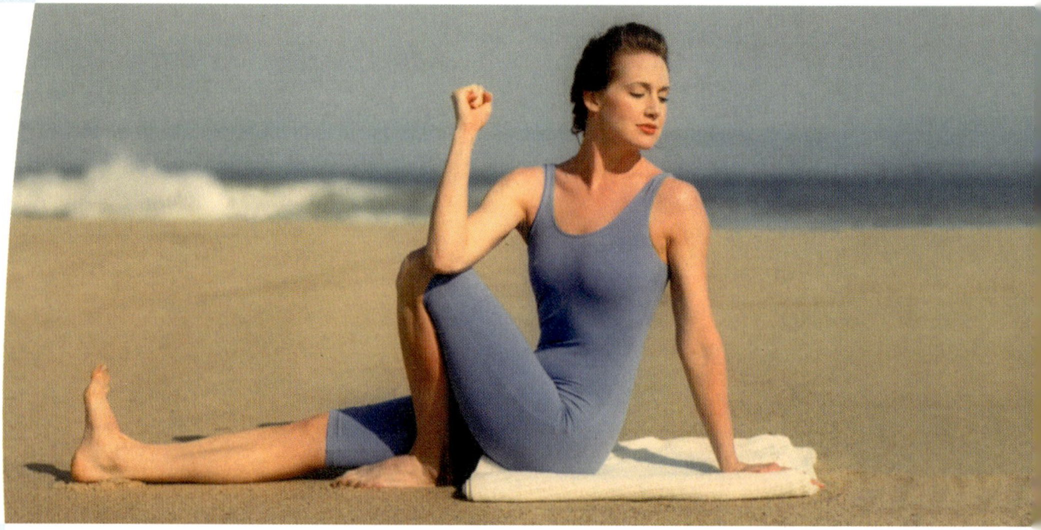

Fast alle Lebewesen benötigen Sauerstoff für ihre Existenz. Er ist überall in der Umgebung vorhanden. Dennoch können wir unter Sauerstoffmangel leiden, schon allein durch das Älterwerden. Aber es gibt viele Möglichkeiten, wie Sie trotzdem jeden Tag genügend Sauerstoff tanken können.

Das unsichtbare Lebenselement

Das Element Sauerstoff ist geruchlos, geschmacklos und unsichtbar. Dennoch muss unser Organismus über die Atmung ständig Sauerstoff (O_2) aufnehmen. Die Gehirnzellen sterben bereits nach

4 Minuten Sauerstoffentzug ab, die Muskeln schaffen es immerhin 30 Minuten ohne Sauerstoff. Knorpel- und Knochenzellen nehmen erst nach etwas längerer Zeit Schaden.

Die Luft, die wir einatmen, enthält konstant rund 21 Prozent Sauerstoff, bei der Ausatmung jedoch nur noch 16 Prozent. Das bedeutet, dass 5 Prozent Sauerstoff über die Lunge aufgenommen und in die Körperzellen verteilt werden.

Als Produkt der Zellatmung entsteht in den einzelnen Zellen CO_2 (Kohlendioxyd). Es wird durch das Blut wieder zur Lunge zurück transportiert und ausgeatmet.

Ein Erwachsener nimmt mit jedem Atemzug etwa einen halben Liter Luft zu sich. Die Atmung verändert sich allerdings immer wieder, je nachdem, wie wir unseren Körper beanspruchen. Beim Sport atmen wir natürlich tiefer und schneller als im Ruhezustand.

Die Zelle – ein kleines Kraftwerk

Unsere Zellen müssen ununterbrochen mit Sauerstoff versorgt werden, denn dort wird, wie in einem »Mini-Kraftwerk«, Energie hergestellt. Diese kleinen »Energiezentralen« nennt man Mitochondrien. In ihnen laufen chemische Vorgänge ab, die für einen gesunden Stoffwechsel verantwortlich sind. Sauerstoffmangel bedeutet, dass Zellen absterben und einzelne Organe krank werden können.

Schon mit 40 baut der Körper ab

Da Sauerstoff immer in gleicher Menge in der Atemluft vorhanden ist, kann er stets in gleicher Menge über die Lunge aufgenommen werden. Wie passiert es, dass bei manchen Menschen dennoch ein Sauerstoffdefizit auftritt?

Die Ursachen für Mangelerscheinungen müssen dann wohl innerhalb des Körpers liegen. Das stimmt auch. Es sind körperliche Veränderungen, die zu einem Sauerstoffmangel führen.

Schon ab dem vierten Lebensjahrzehnt wird die Sauerstoffaufnahmefähigkeit über die Lunge schlechter. Hinzu kommen mit den Jahren womöglich noch andere Faktoren wie Stress, fehlende

Unser Alltag ist von Aktivitäten geprägt, die uns Sauerstoff rauben: Stress, zu wenig Entspannung, zu wenig Bewegung, zu üppiges Essen. Wir müssen bewusst für Ausgleich sorgen, damit die Sauerstoffbilanz des Körpers stimmt.

Bewegung, Krankheiten, Umweltbelastungen, Rauchen oder Alkohol (siehe Seite 28ff.). Um all das zu bewältigen, braucht der Körper – je älter er wird - verstärkt Energie zur Versorgung seiner Zellen, Organe und Gewebe.

Woher nimmt er diese Energie? Vom lebensnotwendigen Sauerstoff. Wenn aber ein Sauerstoffmangel durch die genannten Faktoren bereits eingetreten ist, beginnt ein Teufelskreis. Der Körper altert umso schneller und verliert einiges an Vitalität und Lebenskraft – der Mensch schließlich büßt an Lebensfreude ein.

Bei ausgeprägtem Sauerstoffmangel kann es zu Schmerzen, beispielsweise in der Herzgegend (Durchblutungsstörungen bei Angina pectoris) kommen. Schlimmstenfalls ist Krebs die Folge einer Sauerstoffunterversorgung der Zellen.

Ein Blick in den Spiegel nach sportlicher Anstrengung oder auch nur nach einem ausgedehnten Aufenthalt in frischer Luft zeigt, wie wertvoll erhöhte Sauerstoffzufuhr für den Körper ist: Die Haut ist rosig durchblutet, die Augen glänzen, und Lethargie und Stimmungstiefs sind wie weggeblasen.

Sauerstoffmangel rechtzeitig erkennen

Das ist tückisch: Ein Mensch fühlt sich krank und antriebsschwach oder hat sogar Probleme mit dem Herzen. Der Arzt verschreibt ihm starke Medikamente mit Nebenwirkungen. Diese belasten den Körper zusätzlich. Er braucht vermehrt Energie, um die von außen zugeführten Arzneien zu »verarbeiten«. Der Teufelskreis setzt ein.

Oft aber ist lediglich Sauerstoffmangel an den Symptomen schuld. Dies rechtzeitig zu erkennen ist für Arzt und Patient sehr wichtig. Aber Achtung: Das bedeutet keinesfalls, dass Sie sich den Arztbesuch ersparen können!

Führen Sie Ihrem Körper jedoch regelmäßig genügend Sauerstoff zu, können Sie den Alterungsprozess vielleicht ein bisschen verlangsamen und sauerstoffmangelbedingten Krankheiten vorbeugen.

Die ersten Anzeichen für Sauerstoffmangel

- Müdigkeit
- Abgeschlagenheit
- Leistungsabfall
- Konzentrationsstörungen
- geistige Erschöpfung
- erhöhte Krankheitsanfälligkeit

So tanken Sie gesunden Sauerstoff

Unser Körper ist nicht in der Lage, Sauerstoff zu speichern. Aber durch eine gesunde Lebensführung mit einer vernünftigen Ernährung, durch richtiges Atmen und viel Bewegung an der frischen Luft kann er sich sehr wohl energetische Reserven zulegen, die ihn gesund erhalten. Sie sollten es aber mit dem Sauerstofftanken auch nicht übertreiben und stets darauf achten, dass es Ihrer körperlichen Konstitution angepasst ist.

Die Seele beeinflusst die Atmung

Unsere Atmung wird vom Atemzentrum im verlängerten Mark im Gehirn gesteuert. Das funktioniert ganz automatisch. Befindet sich zu wenig Sauerstoff im Blut, dann beschleunigt sich die Atmung. Auch mit dem Gähnen holt sich der Körper zusätzlichen Sauerstoff und atmet vermehrt das »Abfallprodukt« Kohlendioxyd aus. Wir atmen meist unbewusst. Bei Anstrengung atmen wir schneller. Und wenn wir uns über etwas aufregen, dann »stockt« uns regelrecht der Atem. Wir halten die Luft an, atmen flacher. Die Atmung spiegelt also oft den seelischen Zustand wider.

Kein Grund zur Sorge – Hyperventilation

In einer Angstsituation kann es sogar passieren, dass wir »hyperventilieren« . Was ist das? Sicher haben Sie es schon erlebt, dass Ihnen beim Aufblasen einer Luftmatratze die Puste ausgeht und Ihnen schwindlig wird. Das ist das erste Anzeichen von zu viel Sauerstoff im Blut. Bei einem Schock kann die Atmung regelrecht »flattern«. Schwindel, Blässe und Verkrampfungen der Hände (Pfötchenstellung) können die Folge sein. Menschen, die zur Hyperventilation neigen, wissen, dass sie in bestimmten Situationen rechtzeitig betont ausatmen müssen. Dann kommt es gar nicht erst zu einer übersteigerten Atemfrequenz. Auch eine ruhige Bauchatmung im Sitzen (siehe Seite 22) beugt vor oder trägt zur Entspannung nach einem Schock bei.

Expertentipp

Als Erste-Hilfe-Maßnahme lässt man eine hyperventilierende Person in eine Plastik- oder Papiertüte ein- und ausatmen. Durch diese Reduzierung der Sauerstoffzufuhr kann sich der Atemrhythmus rasch wieder normalisieren. Vorsicht: Keinesfalls die Tüte über den Kopf ziehen!

Atemübungen für Körper und Seele

1. Bauchatmung im Sitzen (entspannend)
Mit geradem Rücken auf einen Stuhl setzen, beide Hände auf den Bauch legen. Langsam einatmen, dabei den unteren Teil der Lunge füllen. Der Bauch wölbt sich nach oben. Langsam ausatmen, der Bauch sinkt zurück. Alles Belastende in den Boden abfließen lassen.
2. Blasebalgatmung im Sitzen oder Stehen (aktivierend)

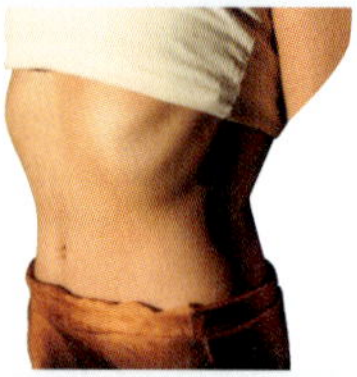

Die Hände auf den Bauch oder auf die Hüfe legen. Kräftig und hörbar durch die Nase mit reiner Bauchatmung ein- und ausatmen, als ob Sie ein Lagerfeuer per Blasebalg entfachen wollten. Dabei Kraft und Urvertrauen sammeln.

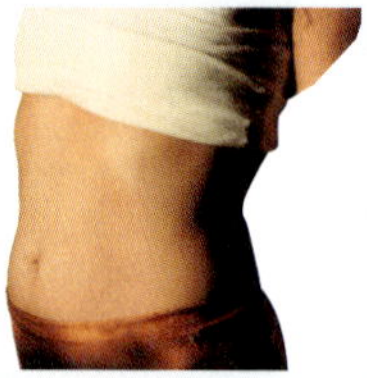

3. Gähnatmung im Sitzen (entkrampfend)
Den Mund weit öffnen. Mit Hilfe des Vokals »a« ein Gähnen hervorrufen, sich dabei durchstrecken. Mit offenem Mund ausatmen, alles loslassen. Höchstens einmal wiederholen!
4. Löwenatmung im Fersensitz (kräftigend)
Auf die Fersen setzen. Rücken gerade, Arme strecken, Hände auf die Knie legen, Augen schließen. Durch die Nase einatmen, plötzlich und kräftig durch den Mund ausatmen, dabei wie ein Löwe brüllen, Zunge herausstrecken, Augen aufreißen und Finger spreizen.
5. Wechselatmung im Fersensitz (reinigend)
Die Kuppe des rechten Zeigefingers zwischen die Augenbrauen legen. Mit dem Daumen den rechten Nasenflügel zuhalten, links einatmen. Mit dem Mittelfinger auch noch das linke Nasenloch zuhalten, den Atem für drei Sekunden anhalten. Rechts langsam ausatmen. Rechts wieder einatmen...
6. Reinigungsatmung im Liegen (erfrischend)
Auf dem Rücken liegend Knie zur Brust ziehen und umarmen. Einatmend Knie locker lassen, ausatmend fest an den Leib pressen, als ob man einen Schwamm ausdrückt. Dabei Frische und Vitalität tanken.

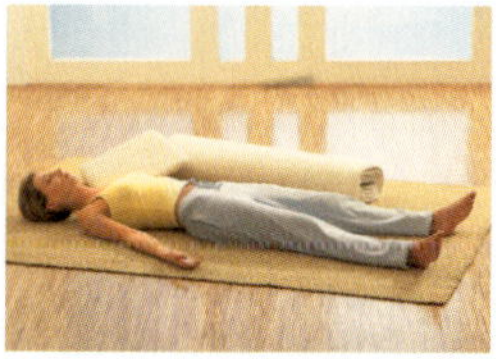

7. Meditationsatmung im Liegen (beruhigend)
Auf dem Rücken liegend Herz und Körper still werden lassen. Augen schließen. Die Atmung wird immer ruhiger und länger. Stille, überall Stille. Die sanften Schwingungen des Körpers spüren. Wärme vom Unterbauch bis hinunter zu den Fußsohlen strömen lassen. Die Gedanken vorüberziehen lassen. Nur die innere Stille erleben und genießen.

Leichte Yoga- und Entspannungsübungen für jeden Tag

Hier eine Auswahl einfacher, aber effektiver Yoga-Übungen, die Sie zu Hause jederzeit machen können. Wichtig ist, dass Sie nach jeder Übung entspannen. Das vergrößert ihre positive Wirkung. Wenn Sie sich wirklich regelmäßig Zeit dafür nehmen, verhilft Ihnen Yoga zu mehr Kraft, Vitalität und Lebensfreude.

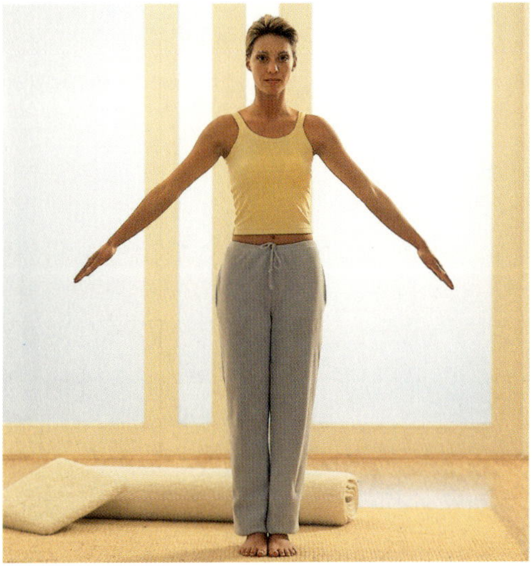

1. Der Berg

Wirkung: fördert die Durchblutung der Beine, schenkt innere Ruhe.

Ausführung: Aufrechter geschlossener Stand. Die Wirbelsäule ist gerade, die Schultern sind entspannt, der Brustkorb wird weit. Tief und langsam durch den Bauch atmen. Schultern leicht zurücknehmen und die Arme in einem Winkel von 45° vom Körper wegstrecken. Für einige Minuten stehen wie ein Fels in der Brandung – stark, ruhig und gelassen.

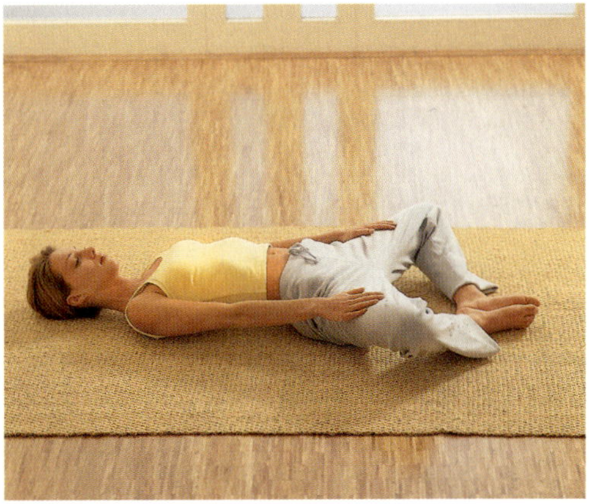

2. Der Schmetterling

Wirkung: lockert das Becken.

Ausführung: Auf die Matte legen, Rücken gerade. Die Beine am Boden entlang in Richtung Oberkörper ziehen, bis sich die Fußsohlen berühren. Die Hände auf die Oberschenkel legen und die Knie ganz sanft etwas mehr zum Boden drücken. Entspannt weiteratmen. Die Dehnung in der Leistengegend spüren und tief in den Beckenraum atmen. Mehrmals wiederholen.

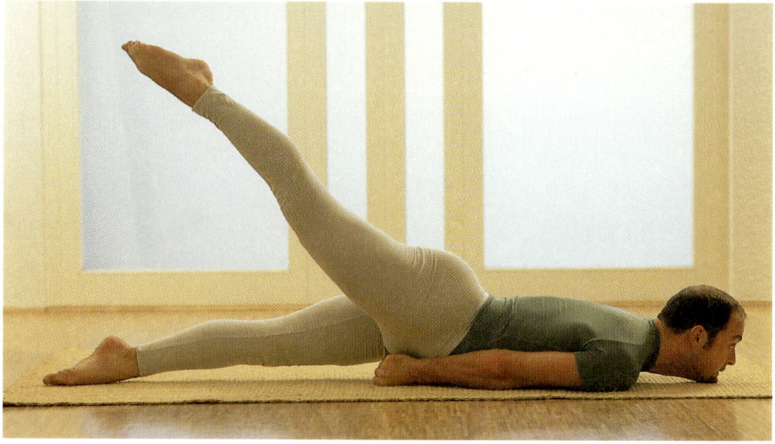

Wenn die Seele im Gleichgewicht ist, fühlt sich der ganze Körper wohl. Sanfte Entspannungsübungen sorgen für einen gesunden Atemrhythmus.

3. Die halbe Heuschrecke

Wirkung: kräftigt die Lendenwirbelsäule und die Oberschenkelmuskeln. Ausführung: Bauchlage, die Hände unter die Oberschenkel legen, Kinn oder Stirn liegen auf der Matte, die Schultern bleiben am Boden. Einatmend das rechte Bein vom Gesäß aus gerade nach oben strecken, ausatmend wieder auf die Matte zurücklegen. Dasselbe mit dem linken Bein, je fünf Mal.

4. Der einfache Drehsitz

Wirkung: macht die Brustwirbelsäule beweglich, öffnet den Brustraum. Ausführung: Hinsetzen, die Beine ausstrecken. Das rechte Knie anziehen und den Fuß neben die Außenseite des linken Oberschenkels oder Knies legen. Einatmend den Oberkörper nach rechts drehen, mit dem linken Arm den Oberschenkel nach links drücken. Die rechte Schulter nach hinten dehnen, den rechten Arm auf dem Boden abstützen, den Kopf aufrecht halten und über die rechte Schulter blicken. Diese Position mehrere gleichmäßige Atemzüge lang beibehalten. Ausatmend die Drehung langsam auflösen. Den Oberkörper über das angewinkelte Bein beugen und den Kopf auf das Knie legen. Dasselbe nach der anderen Seite.

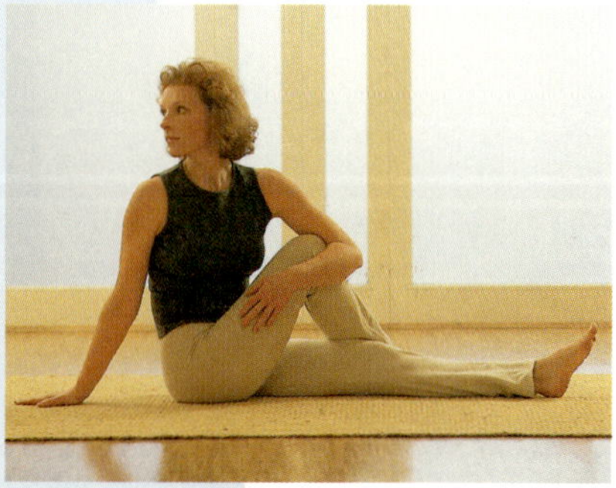

5. Der Baum

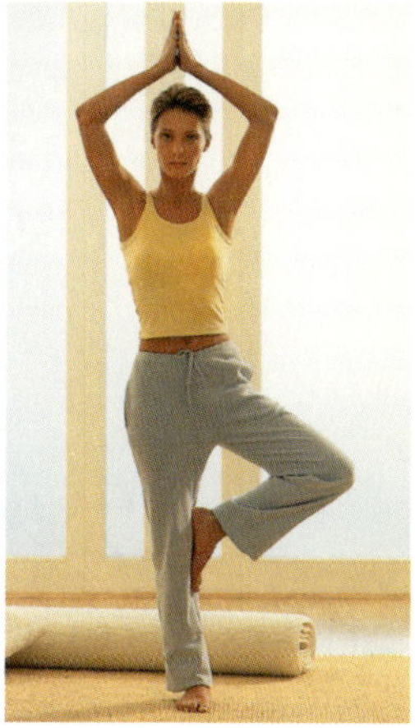

Wirkung: Gleichgewichtsübung, verbessert die Körperhaltung.
Ausführung: Stehend das Körpergewicht gleichmäßig auf beide Füße verteilen. Das Gewicht dann auf das rechte Bein verlagern. In der Vorstellung Wurzeln aus dem rechten Fuß wachsen lassen, die tief in die Erde hineinreichen. Mit den Augen einen Punkt an der gegenüberliegenden Wand fixieren. Das linke Bein anwinkeln, den Fuß seitlich des rechten Knies aufsetzen. Einatmend die Handflächen aufeinandergelegt über dem Kopf strecken. Tief und entspannt in dieser Stellung eine Zeit lang atmen. Ausatmend die Arme und den linken Fuß sinken lassen. Dann die Seite wechseln.

6. Der Fötus

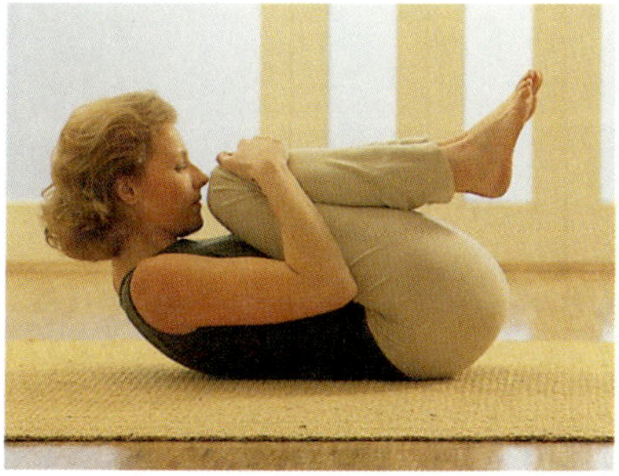

Wirkung: entspannt den ganzen Körper, schenkt Harmonie und Gelassenheit.
Ausführung: Rückenlage, Knie zur Brust ziehen, mit den Armen umfassen. Den Kopf leicht anheben. In den Rücken hineinatmen, die Wirbelsäule warm und weich werden lassen. Sich vorstellen, der Atem fließt abwechselnd in die rechte und linke Seite des Rückens, sich dabei ganz sanft mit dem Atemrhythmus nach rechts und links wiegen.

7. Eingerolltes Blatt

Wirkung: Hilft bei Rückenproblemen, massiert die Bauchorgane.
Ausführung: Auf die Fersen setzen, die Stirn nach vorn auf den Boden legen, die Hände nach hinten ablegen. Mindestens zwei Minuten ruhig in den Rücken hineinatmen. Alle Sorgen loslassen.

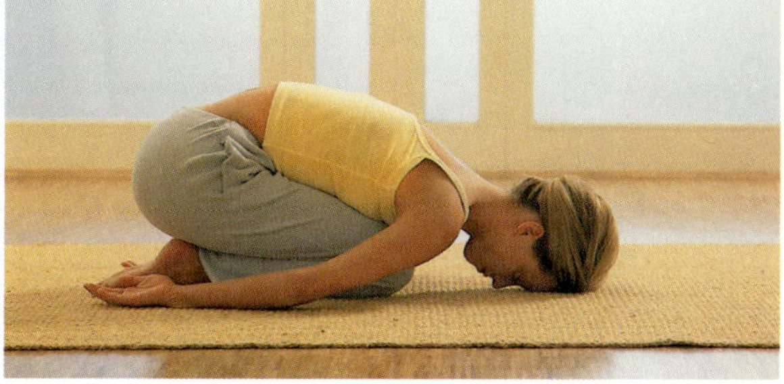

Sport und Bewegung

Durch regelmäßiges Training an frischer Luft, fernab vom Straßenverkehr, nehmen Sie reichlich gesunden Sauerstoff auf. Nach der körperlichen Aktivität fühlen Sie sich vital, entspannt und schlafen abends gut ein. Hier einige Anregungen, wie Sie den Spaß an der Bewegung in freier Natur finden und erhalten können.

Spazierengehen im Wald

Vielleicht haben Sie am Wochenende öfter Zeit, um mit Freunden oder Ihren Kindern einen ausgiebigen Waldspaziergang zu machen. Den Sprösslingen macht es immer wieder Freude, Tiere und Pflanzen zu entdecken und vielleicht Tannenzapfen oder Ähnliches zum Basteln und Dekorieren mit nach Hause zu nehmen.

Im Wald werden Bronchien und Lungen mit besonders guter Luft versorgt. Ohne Bäume und andere Pflanzen gäbe es kein Leben. Bei der Fotosynthese (Stoffwechselreaktionen in der Natur) setzen sie den Sauerstoff frei, den wir zum Leben brauchen.

Achten Sie immer darauf, dass Ihr Bewegungsprogramm Ihrem Alter, Ihrer Kondition und Ihrem Kräftezustand angepasst ist. Wetterreizen sollten Sie dabei nicht aus dem Weg gehen. Sie härten ab, verbessern die Durchblutung und entspannen das Nervensystem.

Schwimmen im Natursee

Schwimmen ist eine sehr gesunde Art, den Körper zu trainieren und mit Sauerstoff zu versorgen. Dabei beanspruchen Sie auf natürliche Weise alle Muskeln und atmen wie von selbst sehr tief. Suchen Sie sich im Sommer einen idyllischen Badesee in freier Natur mit klarem, kühlem Wasser aus. Es regt den Kreislauf an und erfrischt Körper und Geist. Selvarajan Yesudian, ein bekannter indischer Yogalehrer, sagte einmal: »Schwimmen ist der einzige Sport der Welt, der infolge zwangsläufiger Regelung des Atems und der rhythmischen Bewegung mit Tiefatmen verbunden ist.«

Radfahren an Flussufern und Feldwegen

Wollen Sie sich lieber auf zwei Rädern sportlich betätigen? Wenn Sie Ihre täglichen Besorgungen in der Stadt per Rad erledigen, ist das sicher ein gutes Körpertraining. Aber um gesunden Sauerstoff zu tanken, sollten Sie öfter mal ins Grüne fahren. Das macht auch mit einer Gruppe Spaß. Zusätzlich trainieren Sie Ihr Herz-Kreislauf-System. Entscheiden Sie selbst, wie schnell Sie fahren und wie stark Sie Ihren Körper belasten wollen.

Laufen über Stock und Stein

Laufen in freier Natur kann jeder, der Freude daran hat. Wichtig ist, dass Sie das Herz-Kreislauf-System nicht überlasten. Das heißt langsam beginnen und allmählich steigern. Wenn Sie über 35 sind, sollten Sie sich vor dem Training erst einmal medizinisch durchchecken lassen. Laufen Sie zudem immer in guten Schuhen aus dem Sportfachgeschäft, damit Ihre Gelenke geschont werden.

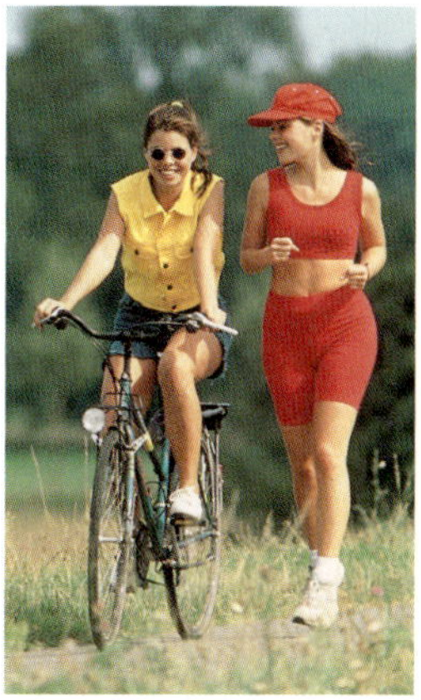

Egal ob Walking, Jogging oder Trailrunning: Bei intensivem Training wird der gesamte Körper besser mit Sauerstoff versorgt.

- Jogging: Hier gilt der Slogan »laufen ohne zu schnaufen«. Sie sollten das Tempo so wählen, dass Sie sich nebenbei noch unterhalten können. Wechseln Sie anfangs zwischen Lauf- und Gehabschnitten, z. B. eine Minute laufen, eine Minute gehen, dann langsam steigern. Trainieren Sie nicht mehr als dreimal in der Woche.
- Walking: Das schnelle Gehen schont die Gelenke und lässt Fettpölsterchen schrumpfen. So ganz nebenbei tanken Sie noch viel Sauerstoff. Der Puls darf nicht über 130 Schlägen pro Minute liegen. Bei dieser Sportart, die wie viele Fitness-Bewegungen ein Import aus Amerika ist, muss mindestens ein Fuß immer Bodenkontakt haben. Ein harmonischer Armschwung erleichtert die Fortbewegung. Die Füße werden von der Ferse her langsam und vollständig abgerollt.
- Trailrunning: Das ist der neueste Lauftrend aus den USA. Dafür verlässt man die vorgegebenen Trassen und läuft bewusst über unwegsames Gelände, manchmal sogar mit Kompass. Man schlägt sich durchs Unterholz oder watet durch einen Sumpf. Genau darin liegt der Reiz dieser Sportart: Man entdeckt die Schönheit der Natur, genießt Ruhe und Besinnung. Trailrunner sind ausgesprochen fit. Sie haben gut belüftete Lungen, eine hervorragend durchblutete Haut und straffe Muskeln. Wichtig sind das richtige Schuhwerk und wetterfeste Kleidung.

Vorsicht Sauerstoffräuber!

Wie schon erwähnt, gibt es viele belastende Faktoren, die neben dem natürlichen Alterungsprozess einen Sauerstoffmangel begünstigen und Ihnen Energie rauben können. Sie haben jedoch zahlreiche Möglichkeiten, einem Sauerstoffdefizit vorzubeugen.

Wenn Sie viele Stunden täglich am Schreibtisch oder vor dem Computer sitzen, vergessen Sie nicht, zwischendurch immer wieder Atemübungen (siehe Seite 22) und Gymnastik zu machen – möglichst im Freien.

Die Nikotinsucht abbauen

Rauchen begünstigt Lungenkrebs, Herzinfarkt und andere Gefäßleiden. Längerer Nikotinkonsum hinterlässt außerdem Spuren auf der Haut. Sie erscheint blasser, und der ganze Körper wird schlapp. Leider ist es nicht leicht, diese von Rauchern selbst als harmlos angesehene Sucht loszuwerden. Aber wer den festen Willen dazu hat, kann es sogar alleine schaffen. Die Gefahr: Als Ersatz wird oft zu viel gegessen. Übergewicht birgt jedoch auch gesundheitliche Risiken! Hier ein paar Tipps, um vom blauen Dunst loszukommen:

- Belohnen Sie sich anders als durch unkontrolliertes Essen für Ihre Zigarettenabstinenz und lenken Sie sich mit interessanten Erlebnissen ab.
- Fahren Sie z. B. an einen schönen Urlaubsort mit gesunder Reizluft, etwa in die Alpen oder an die Nordsee.
- Treiben Sie tüchtig Sport, genießen Sie dabei ganz bewusst den herrlichen Duft der Natur.
- Und verwöhnen Sie sich danach mit frischkostreichem Essen, bei dem Sie einen völlig neuen Geschmack entdecken werden.

Das beeinträchtigt die Sauerstoffzufuhr

- Alkoholkonsum
- Alterungsprozess
- Bewegungsmangel
- Krankheiten
- Medikamente
- Rauchen
- Schlechte Ernährung
- Stress
- Umweltbelastungen
- Zu wenig Frischluft

Den Alkoholkonsum einschränken

Gegen ein Glas guten Rotwein zum Essen oder beim gemütlichen Plausch mit Freunden ist nichts einzuwenden. Wer aber regelmäßig Alkohol trinkt, schadet seinem Körper erheblich.

Bei längerem Alkoholmissbrauch kann es zu Rachen-, Speiseröhren- und Magenschleimhautentzündung kommen. Konzentrierter Alkohol wird schon in der Mundhöhle und in der Speiseröhre über die Schleimhäute in den Körper aufgenommen. Er verteilt sich dann im gesamten Körperwasser, also auch in den Organen und Zellen. Sie werden irgendwann krank. Ein Zuviel an Alkohol schwächt außerdem das Immunsystem.

Weniger Zucker – mehr Vitamine

Nahrungsmittel in Dosen, Schachteln oder luftdichten Verpackungen sind meist sauerstoffarm. Aus aufgewärmten Mikrowellen-Mahlzeiten entweichen die letzten, noch verbliebenen Sauerstoffatome. Auch fette Speisen, weißes Mehl, zu viel Eiweiß, Zucker und koffeinhaltige Getränke reduzieren den Sauerstoffanteil im Blut drastisch.

Wichtig sind immer die Vitalstoffe. Halten Sie sich an eine naturbelassene Ernährung mit viel Obst, Salat und Gemüse, Vollkornbrot, zucker- und fettarmen Milchprodukten, magerem Fleisch und Fisch. Meiden Sie fettes Fleisch und viele Eier. Der übermäßige Konsum an tierischem Eiweiß fördert Fäulnisprozesse im Darm und verdickt das Blut.

Nehmen Sie sich Zeit zum Essen und kauen Sie gut, denn die Verdauung beginnt bereits im Mund.

Expertentipp

Essen Sie möglichst nie zu üppig, auch wenn's noch so gut schmeckt. Nach einer Völlerei kann nämlich das Blut weniger Sauerstoff in die Zellen transportieren. Nehmen Sie lieber mehrere kleine Mahlzeiten zu sich und essen Sie am Abend nur mäßig.

Den Alltag stressfrei gestalten

An einem allzu hektischen Tag kann Ihnen regelrecht »die Luft ausgehen«, und Sie werden müde und kraftlos. Versuchen Sie daher, Ihren Alltag möglichst stressfrei zu gestalten. Und wenn Sie dennoch vor lauter Arbeit immer wieder ins Trudeln geraten, dann gönnen Sie sich zwischendurch Ruhepausen.

Das reduziert den Stress

- Autogenes Training zum Abschalten für zwischendurch.
- Dreimal pro Woche Bewegung im Freien (siehe Seite 25ff.).
- Atemübungen (siehe Seite 22) zum Luftholen machen.
- Jede Mahlzeit am Esstisch genießen, ohne Lektüre nebenbei.
- Den Tagesablauf durchstrukturieren, notfalls aufschreiben.
- Einen Tag in der Woche ausruhen. Haushalt und Arbeit liegen lassen, spazieren gehen und wohltuende Kontakte pflegen.
- Öfter im Jahr einen Urlaub in schöner Umgebung einplanen.

Umweltbelastungen vermeiden

Gegen schlechte Luft, hohe Ozonwerte, Elektrosmog und Lärm können wir wenig tun und allenfalls versuchen, ihnen aus dem Weg zu gehen. Jeder einzelne sollte aber seinen kleinen Beitrag zur Verbesserung der Umweltsituation leisten und damit ein Stück Verantwortung für eine ausreichende Sauerstoffversorgung übernehmen. Das können Sie tun:

- Für kurze Entfernungen das Rad, nicht das Auto benutzen.
- Handys und andere elektrische Geräte nur selten einschalten.
- Umweltfreundliche Verpackungen einkaufen (siehe Seite 15).
- Müll vermeiden und Müll trennen.

Expertentipp

Wenn Sie gerne joggen, sollten Sie es regelmäßig tun. Sporadisches Training zwingt den Körper nämlich, sich immer wieder von neuem auf die Belastung einzustellen. Liegen zwischen den Trainingseinheiten etwa mehrere Tage oder gar eine Woche, fällt der Körper zurück, und der Trainingseffekt ist verpufft. Joggen tut übrigens auch im Winter gut. Dann allerdings sollten Sie möglichst durch die Nase atmen, das erwärmt die Luft.

Naturheilmittel sind sanfter

Wenn Sie krank sind, sollten Sie es zunächst mit natürlichen Heilmitteln versuchen, die Ihnen ein Heilpraktiker oder ein Naturarzt verordnet. Oft bringen solche Arzneien auf sanfte Weise die Symptome schon bald zum Abklingen. Sie belasten den Körper nur geringfügig und werden rasch wieder abgebaut. Bei vielen Krankheiten helfen dennoch nur starke, chemisch hergestellte Präparate. Sie entziehen dem Körper zusätzlich Energie und sollten nach der Behandlung homöopathisch ausgeleitet und/oder durch das Trinken von viel gesundem Wasser wieder ausgeschwemmt werden.

Sauerstofftherapien im Überblick

Ein Zuviel an Sauerstoff kann giftig sein, daher müssen gezielte Sauerstofftherapien stets unter fachkundiger medizinischer Betreuung durchgeführt werden. Die Alternativmedizin bietet zahlreiche Therapiemöglichkeiten. Sie alle sollen die Sauerstoffversorgung der Körperzellen und die Blutzirkulation in den Geweben verbessern. Das wirkt unterstützend bei vielen Krankheiten.

Auf dem Fahrradergometer steht man unter ständiger medizinischer Kontrolle.

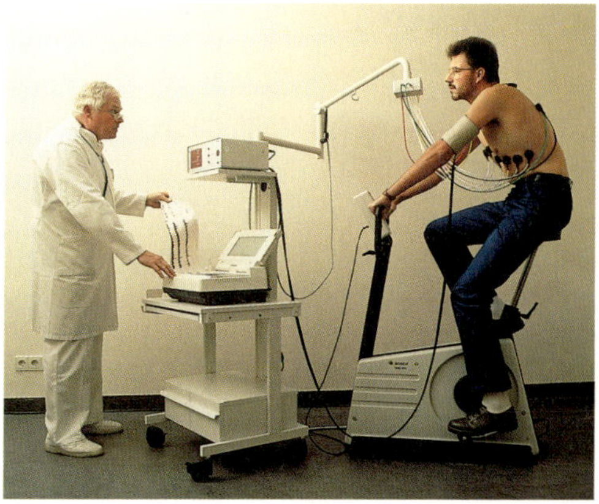

Sauerstoff-Mehrschritt-Therapie

Sie ist die bekannteste Methode. Der Begründer dieser inhalativen Sauerstoffanwendung (SMT) ist der Physiker Manfred von Ardenne. Zuerst bekommt der Patient eine Mischung aus den Vitaminen C, B_1 und Magnesium. Dann folgt die Inhalation eines Sauerstoff-Luft-Gemischs über eine Maske oder Nasensonde für etwa 20 bis 40 Minuten. Der letzte Schritt ist die Bewegungsphase: eine Fahrt auf dem Ergometer oder dem Fahrrad oder – bei weniger leistungsfähigen Personen - ein flotter Spaziergang. Die Sitzungen finden mindestens drei Wochen lang an fünf Tagen pro Woche statt. Schon nach einer Woche zeigt sich die positive Wirkung. Die Sitzungen sollten ein Jahr später wiederholt werden.

Hier kann die SMT helfen

- Abwehrschwäche
- Allergien
- Angina pectoris
- Arthritis
- Asthma bronchiale
- Bluthochdruck
- Depressionen
- Durchblutungsstörungen
- Hörsturz
- Krebs (therapieunterstützend)
- Kreislaufbeschwerden
- Leistungsschwäche
- Migräne
- Ohrgeräusche (Tinnitus)
- Rheuma
- Stress
- Thromboseneigung
- Verzögerte Wundheilung

Hier wird die HOT eingesetzt

- Beinthrombosen
- Bei Krebserkrankungen als Zusatzbehandlung
- Durchblutungsstörungen
- Erhöhte Cholesterinwerte
- Erhöhte Harnsäurewerte
- Fettstoffwechselstörungen
- Lebererkrankungen
- Migräne
- Zuckerkrankheit

Eine Sauerstofftherapie kann bei vielerlei Beschwerden lindernd wirken. Oft werden die verschiedenen Therapien untereinander oder mit anderen Naturheilverfahren kombiniert.

Hämatogene Oxydationstherapie (HOT)

Der Name dieser speziellen Form von Eigenbluttherapie wird vom lateinischen Wort »oxygenium« (=Sauerstoff) abgeleitet. Dem Patienten werden 50 bis 100 Milliliter Blut aus der Vene entnommen. Man versetzt es mit einem gerinnungshemmenden Mittel und bestrahlt es mit ultraviolettem Licht. Es kann zusätzlich noch mit Sauerstoff aufgeschäumt werden, um die Oberfläche des Blutes zu vergrößern. Danach bekommt der Patient das Blut wieder gespritzt.

Oxygenierungstherapie

Die Oxygenierungstherapie setzt man auch bei allgemeinen Erschöpfungszuständen, Schlafstörungen und Depressionen erfolgreich ein. Voraussetzung dafür ist aber immer, dass die Therapie von einem erfahrenen, in Naturheilverfahren versierten Arzt durchgeführt wird.

Eine geringe Menge perlenden Sauerstoffs (2 bis 10 ml) wird sehr langsam direkt in die Vene oder in den Muskel eingespritzt. Das klingt gefährlich, ist es aber nicht, wenn es fachkundig gemacht wird. Diese Therapie hilft beispielsweise bei schweren Durchblutungsstörungen. Dafür wird sie häufig mit der SMT und der HOT kombiniert.

Sauerstoffionisierungstherapie

Sie basiert sowohl auf der SMT nach Ardenne als auch auf dem aktivierenden Effekt der Ionen (positiv und negativ geladene Teilchen in unserer Umgebung). Dafür wurden spezielle Ionisationsgeräte zum Inhalieren konstruiert. Die Behandlungsdauer beträgt nur 20 Minuten, die Sitzungen sollten täglich über mehrere Wochen erfolgen. Bei akuten Infektionen und chronischen Lungenerkrankungen darf diese Methode nicht eingesetzt werden.

Test: Brauchen Sie zusätzlich Sauerstoff?

Wenn Sie sechs oder mehr der folgenden Fragen mit ja beantworten, sollten Sie zusammen mit Ihrem Arzt überlegen, auf welche Art Sie am besten zusätzlich Sauerstoff tanken. Manchmal reichen schon regelmäßiger Sport, Atemübungen an frischer Luft, eine gezielte Sauerstofftherapie (siehe Seite 31ff.) oder das Trinken von Sauerstoffwasser (siehe Seite 34ff.). Tun Sie etwas gegen Ihr Sauerstoffdefizit, damit Sie auch in späteren Jahren vital und fit sind.

Der Sauerstoff – Check	**Ja**	**Nein**
• Können Sie schlecht ein- und durchschlafen?		
• Sind Sie auch nach ausreichendem Schlaf oft müde?		
• Leiden Sie häufig unter Stress?		
• Sind Sie leicht reizbar?		
• Bewegen Sie sich nur zweimal in der Woche an frischer Luft?		
• Geraten Sie schnell außer Puste?		
• Leiden Sie unter Antriebsschwäche?		
• Haben Sie oft eine Erkältung oder Grippe?		
• Spüren Sie manchmal Schmerzen in der Herzgegend?		
• Rauchen Sie?		
• Trinken Sie regelmäßig Alkohol?		
• Haben Sie ein schlechtes Gedächtnis?		
• Haben Sie oft kalte Hände und kalte Füße?		
• Essen Sie immer wieder viel zu viel?		
• Essen Sie häufig Fertiggerichte und Fast food?		
• Leiden Sie unter Allergien?		
• Leiden Sie unter Gelenkschmerzen?		
• Hören Sie in letzter Zeit schlechter?		
• Hat Ihr Sehvermögen in letzter Zeit nachgelassen?		
• Wird Ihnen manchmal schwindlig?		

Sauerstoffwasser
unter der Lupe

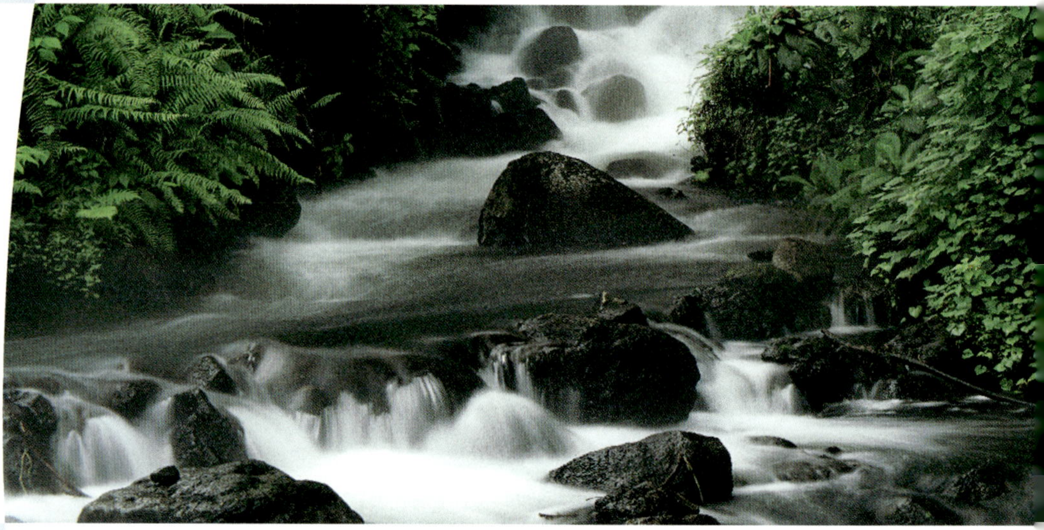

Sie können es im Heimwasserbereiter selbst herstellen oder in Flaschen abgefüllt im Getränke- oder Supermarkt kaufen: mit Sauerstoff angereichertes Wasser. Nach Meinung von Experten dient dieses Getränk der Gesundheitsvorsorge und lindert viele Beschwerden. Lesen Sie mehr über die erstaunliche Wirkung dieses Durstlöschers.

Ein Getränk aus der Natur

Wir wissen, dass der Mensch von seinen Ursprüngen an bis ins 20. Jahrhundert hinein hauptsächlich oberflächennahes, natürliches Quellwasser getrunken hat. Es stammte aus einer Quelle, einem

Bergbach, einem Fluss oder See und hatte somit ständigen Kontakt mit der Atemluft. Die uns umgebende Luft enthält konstant 21 Prozent Sauerstoff und 78 Prozent Stickstoff. Das ursprüngliche Trinkwasser war mit rund 12 Milligramm Sauerstoff (O_2) und 14 bis 20 Milligramm Stickstoff (N_2) pro Liter angereichert. Lediglich Temperaturunterschiede und die verschiedenen örtlichen Gegebenheiten sorgten für leichte Schwankungen.

Für die Wassertemperatur gilt bis heute: je kälter das Wasser, desto größer die Löslichkeit für Sauerstoff. Erwärmt es sich, so entweicht Sauerstoff in die Atmosphäre. Heißgetränke wie Tee, Kaffee oder Wasser mit Zitrone sind daher immer frei von Sauerstoff.

Bachgeplätscher, murmelnde Quellen und sprudelnde Brünnlein: Bewegtes Wasser übt eine instinktive Anziehungskraft aus und nimmt als wiederkehrendes Motiv in Literatur und Dichtung aller Kulturen einen wichtigen Raum ein.

Sauerstoffwasser als (Überlebens-)Elixier

Das natürliche Sauerstoffwasser, also fließendes Wasser aus der Natur, haben wir Menschen in unserer Entwicklung als Hauptnahrungsmittel zu uns genommen. Wir brauchten es zum Leben und zum Überleben. Wen wundert es da, dass der körperliche und seelische Aufbau des Menschen ganz eng mit natürlichem Sauerstoffwasser verbunden ist? Die Natur hat es quasi für uns vorgesehen. Und daran sind wir seit unserer Existenz gewöhnt.

Die starke Anziehung sauerstoffreichen Wassers

Wie wichtig dieses natürliche Wasser für uns nicht nur als Durstlöscher ist, bekommen wir bis heute ständig zu spüren: Wir freuen uns immer wieder auf einen wohltuenden Urlaub am Meer, genießen Strandspaziergänge am natürlichen Wasser in frischer Luft. Als besonders entspannend empfinden wir das Rauschen der Wellen. Meerwasser ist auf ganz natürliche Weise mit viel Sauerstoff angefüllt. Wir können es zwar nicht trinken, aber beim Baden im salzhaltigen Nass unsere Haut und unsere Sinne damit verwöhnen.

Stehendes Wasser, auch wenn es draußen in der Natur ist, riecht schlecht, wir beachten es nicht. Wenn Wasser aber fließt, plätschert und reichlich Sauerstoff enthält, hat es eine besondere Anziehung für Jung und Alt. Ein Springbrunnen, bei dem beispiels-

weise ein Löwe einen sprudelnden Wasserstrahl ausspuckt, lockt zahlreiche Menschen an, näher zu kommen, selbst wenn er mitten in einer Großstadt steht. Warum? Weil wir unbewusst eben diese ursprüngliche Verbindung zum natürlich fließenden, sauerstoffreichen Wasser wahrnehmen.
Haben Sie schon einmal an einem Yoga- oder Entspannungskurs teilgenommen? Sicher wurde Ihnen da so manches Mal ein klangvolles Musikstück mit einer Untermalung von rauschenden Meereswogen oder einem leise plätschernden Teich vorgespielt. Diese Klänge laden zur Entspannung ein und helfen, die innere Kraftquelle zu entdecken.
Wenn also natürliches Sauerstoffwasser von außen solche Wirkung auf uns ausübt, dann ist es sicher sinnvoll, es auch innerlich anzuwenden und – wie schon seit eh und je - zu trinken.

Heutiges Flaschenwasser ist sauerstoffarm

In früheren Zeiten war es nicht notwendig, das Wasser aus tieferen Schichten zu holen, da unsere Umwelt noch nicht so verschmutzt und das natürliche Quellwasser meist rein und gesund war.

Seit etwa 1950 werden für unsere Trinkwasser-Versorgung Tiefenwässer genutzt (siehe Seite 10ff.). An sie konnte man vorher aus technischen Gründen nicht herankommen. Heute jedoch holt man das Wasser aus tieferen Gesteinsschichten heraus und füllt es weltweit in Flaschen ab. Vorher wird es noch künstlich entgast, damit sich das Stoffwechselabfallprodukt Kohlendioxyd leichter löst und das Getränk haltbar macht. Sauerstoffwasser ist somit eigentlich aus unserem Leben verschwunden – aber nun taucht es wieder auf. Getränkehersteller versuchen, dieses ursprüngliche Wasser mit gelöstem Sauerstoff, in dem alle Luftbestandteile in einem wie von der Natur vorgegebenen Mischungsverhältnis vorhanden sind, zu »rekonstruieren«.
Ob ihnen dies gelingt, ist schwer nachzuprüfen. Die wissenschaftlichen Forschungen jedenfalls sind voll im Gange. Dieses »neue« Sauerstoffwasser verspricht viele gesundheitliche Vorteile wie jugendliche Vitalität, Leistungssteigerung und Krankheitslinderung. Dafür gibt es inzwischen ausführliche Studien und Beweise, wenngleich sich so mancher Mediziner kritisch über das Getränk äußert.

»Perorale Sauerstofftherapie«

Ihr Geheimnis besteht in der Kombination von Trinkwasser mit Sauerstoff, also gerade jener beiden Elixiere, die für das menschliche Leben unbedingt notwendig sind. Hier ist der Pionier in der Forschungsarbeit mit Sauerstoffwasser, Prof. Dr. med. Abolghassem Pakdaman, an erster Stelle zu nennen. Als Chefarzt der Onkologischen Klinik Friedenweiler im Schwarzwald beschäftigte er sich vor allem ausführlich mit Krebserkrankungen. 1993 wurde ihm für seine klinisch-wissenschaftlichen Arbeiten über die von ihm entwickelte »perorale Sauerstofftherapie« (POT) in München der Köhnlechner-Preis verliehen.

Erster Einsatz vor über 20 Jahren

Professor Pakdaman setzte die perorale (= durch den Mund) Sauerstofftherapie zum ersten Mal im Jahr 1988 in seiner medizinischen Arbeit ein. Durch ein spezielles Verfahren, das er zusammen mit Ingenieuren entwickelte und zum Patent anmeldete, wird das Trinkwasser mit extrem viel Sauerstoff angereichert: Waren es bisher maximal 10 Milligramm pro Liter, die dem Wasser zugesetzt werden konnten, so wurde es nun mit bis zu 60 Milligramm Sauerstoff angefüllt.

Durch die Anreicherung mit physikalisch gelöstem Sauerstoff in großer Menge erhöht sich der energetische Status des Trinkwassers. Das heißt, nach seinem Genuss steht mehr Sauerstoff für die Zellen zur Verfügung. Das wiederum steigert Vitalität, Leistungskraft und Lebensqualität.

Sauerstoffwasser dient nicht nur zur unterstützenden Therapie von Krankheiten: Während einer Fastenkur können Sie den Entgiftungsprozess eventuell durch Sauerstoffwasser unterstützen. Befragen Sie dazu einen Arzt, der mit dem Thema Sauerstoff vertraut ist.

Der natürliche Sauerstoffgehalt von Wässern

- Normales Leitungswasser: 4 bis 6 mg/l
- Kohlensäurehaltiges Flaschenwasser: 0 bis 4 mg/l
- Reines, sprudelndes Quellwasser: bis 12 mg/l

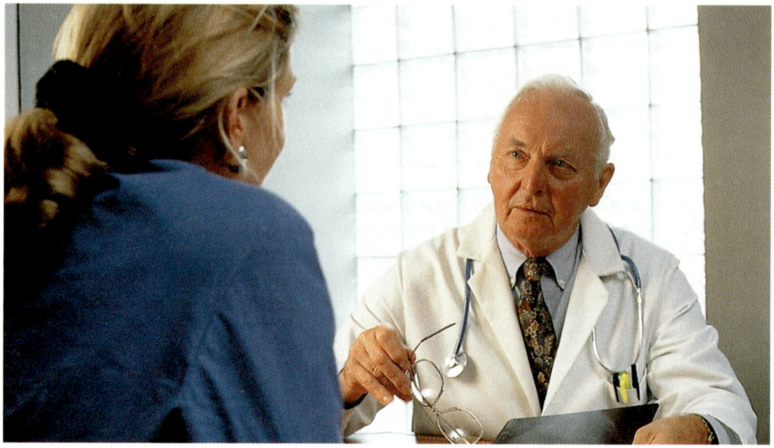

Die perorale Sauerstofftherapie sollte immer nach Anleitung durch einen Arzt erfolgen.

Wie funktioniert die POT?

An zahlreichen Fallbeispielen beweist Pakdaman die positive Wirkung seines »Gesundheitswassers«. Bei allen Patienten wurde mehrmals täglich eine relativ geringe Menge Sauerstoffwasser (150 bis 330 Milliliter) über einen längeren Zeitraum zum Trinken verabreicht. Die Ergebnisse dieser Therapie waren in vielen Fällen verblüffend. Sogar Tumoren wurden beachtlich kleiner (siehe Seite 46ff.), und die Patienten fühlten sich wesentlich stabiler.

Nur wenige Heilmittel sind so einfach und sicher anzuwenden: Oxygeniertes Wasser zwischendurch zu trinken ist angenehm, unkompliziert und auch als Langzeittherapie bedenkenlos möglich.

Professor Pakdaman drückt es so aus: Das Sauerstoffwasser wirkt »wie eine zusätzliche Lunge« – obwohl genau genommen als Aufnahmeorgan nicht die Lunge, sondern zunächst die Mundschleimhaut und dann der Magen-Darm-Trakt fungieren. Etwa fünf Minuten nach dem Trinken des oxygenierten Wassers wird eine Steigerung des Sauerstoff-Partialdruck-Wertes im venösen Blut festgestellt. Man vermutet, dass der Sauerstoff nach dem Trinken dieses Wassers durch den passiven Transport von den Magen- und Darmzellen aufgenommen wird und schließlich durch die Pfortader (große Bauchvene) in den Körperkreislauf gelangt.

Die Vorteile der POT

Ebenso wie alle anderen Sauerstofftherapien (siehe Seite 31ff.) kann auch die perorale Anwendung von Sauerstoff hervorragend mit diversen Mitteln und Behandlungsmethoden kombiniert werden. Da der Sauerstoff in dieser trinkbaren Form nicht direkt mit den Atemwegszellen in Kontakt kommt, besteht laut der Pakdaman-Studie angeblich kein Risiko für die Entstehung von Atemwegserkrankungen.

Aber beachten Sie trotzdem: Wie Ärzte und Patienten aus der Praxiserfahrung bestätigen, kann es bei empfindlichen Personen nach dem Genuss von Trinkwasser, das sehr stark mit Sauerstoff angereichert ist, zu Hustenreiz kommen. Auch über Schwindelgefühle oder Bauchgrimmen nach dem Trinken von größeren Mengen dieses Wassers wird berichtet. Die genaue Wirkung auf die Darmschleimhaut ist noch nicht ausreichend wissenschaftlich erforscht. Deshalb wird dringend geraten, diese »Medizin« immer in Absprache mit einem Arzt einzunehmen und ihn über die genaue Dosierung zu befragen!

Über Anwendungsgebiete, Wirkungen und eventuelle Nebenwirkungen von mit Sauerstoff angereichertem Trinkwasser werden intensive Nachforschungen betrieben. Wer sich über die neuesten Erkenntnisse auf dem Laufenden halten will, kann dies im Internet tun. Adressen und auch Bezugsquellen finden Sie auf Seite 78.

Bessere Wasserqualität dank Sauerstoff

Das Institut für Hygiene der Universität Düsseldorf hat im Jahr 1992 eine Analyse von oxygeniertem Wasser vorgenommen (siehe folgende Tabelle).

Das Ergebnis: Das Anreichern mit Sauerstoff bewirkt vor allem eine Reduktion des Nitratgehalts. Außerdem wurden mit Hilfe der Sauerstoff-Anreicherungsanlage Schwermetalle wie Blei, Kadmium, Quecksilber und andere aus dem Wasser herausgelöst und gleichzeitig eventuell vorhandene Mikroorganismen bekämpft. So erhielt man ein Trinkwasser von viel besserer Qualität, mit optimalem Sauerstoff- und Energiegehalt.

Untersuchte Laborparameter	Vor der Anreicherung mit Sauerstoff	Nach der Anreicherung mit Sauerstoff
Nitrat (NO_3)	29,0 mg/l	5,0 mg/l
Oxydierbarkeit	2,6 mg/l	1,8 mg/l
Sauerstoffgehalt	3,8 mg/l	>30,0 mg/l

Was der Powerstoff alles kann

Das Spektrum von Krankheiten, bei denen das Sauerstoffwasser erfolgreich eingesetzt wird, ist vielfältig und dem anderer Sauerstofftherapien (siehe Seite 31ff.) sehr ähnlich. Über längere Zeit getrunken, sorgt oxygeniertes Wasser für bemerkenswerte positive Veränderungen im Blutbild. Ganz allgemein soll es die Fließfähigkeit des Blutes verbessern, was in erster Linie einer Thrombose und einer möglicherweise daraus resultierenden Embolie vorbeugt.

Sauerstoffwasser bewährt sich vor allem in der Vorbeugung gegen typische »Zivilisationskrankheiten« unserer Zeit wie Stoffwechselstörungen und Herz-Kreislauf-Erkrankungen. Natürlich kann es trotzdem kein Allheilmittel bei einer allgemein ungesunden Lebensführung sein.

Hier soll Sauerstoffwasser helfen

- Allergien und Neurodermitis
- Allgemeine Abwehrschwäche (siehe Seite 41 und 47)
- Bei Augenerkrankungen: Besserung der Sehkraft
- Durchblutungsstörungen
- Ergänzend in der Krebstherapie (siehe Seite 46ff.)
- Grippe (bakterielle und virale Infekte)
- Kopfschmerzen und Migräne (siehe Seite 41)
- Krampfadern und Thromboseneigung (siehe Seite 42)
- Lungen- und Atemwegsbeschwerden wie Husten, Bronchitis, Asthma bronchiale und andere
- Magen-Darm-Beschwerden (Sodbrennen, Völlegefühl, Gastritis, Verstopfung), auch chronisch entzündliche Darmerkrankungen (siehe Seite 41)
- Psychovegetative Störungen wie beispielsweise Erschöpfungs- und Verstimmungszustände, innere Unruhe, Konzentrationsstörungen und Schlaflosigkeit
- Schlechte Wundheilung (z. B. bei Verbrennungen) und verlangsamte Regeneration (z. B. bei Sportverletzungen)
- Schmerzhafte Regelblutung
- Stoffwechselbeschwerden
- Stress, Leistungsschwäche und Vitalitätsverlust
- Übergewicht
- Zu hoher und zu niedriger Blutdruck (siehe Seite 42)

Stärkung der Abwehr über Magen und Darm

In Magen und Darm sitzt ein Großteil des gesamten körperlichen Abwehrpotenzials. Die Zufuhr von Sauerstoffwasser bewirkt eine bessere Durchblutung der Schleimhäute in diesem Bereich. Die Verdauung wird angeregt, Vitamine können gut aufgenommen und gleichzeitig Bakterien, Fremdstoffe und Viren abgewehrt werden. So lassen sich auch die hartnäckigen und schwer therapierbaren chronisch entzündlichen Darmerkrankungen mit Sauerstoffwasser effektiv behandeln.

Das können Sie noch tun

- Symbioselenkung mit physiologischen Bakterien (Eubionten)
- Entsäuerung des Körpers durch viel Schwitzen und basische Lebensmittel wie Frischkost, frische Kräuter statt Salz, kohlensäurearmes Mineralwasser
- Kolon-Hydro-Therapie (Darmreinigung)

Linderung bei Kopfschmerzen

Kopfschmerzen und Migräneattacken können einem das Leben schwer machen. Sie entstehen in vielen Fällen durch ein Sauerstoffdefizit im Gehirn oder durch Blockierungen und Verspannungen der Halswirbelsäule.

Greifen Sie nicht gleich zu Tabletten. Vielleicht hilft bei Ihnen sauerstoffangereichertes Wasser. Eine Studie bewies, dass die Gabe von zwei- bis dreimal täglich 0,3 l Sauerstoffwasser Migräne und Spannungskopfschmerzen zu bessern vermag.

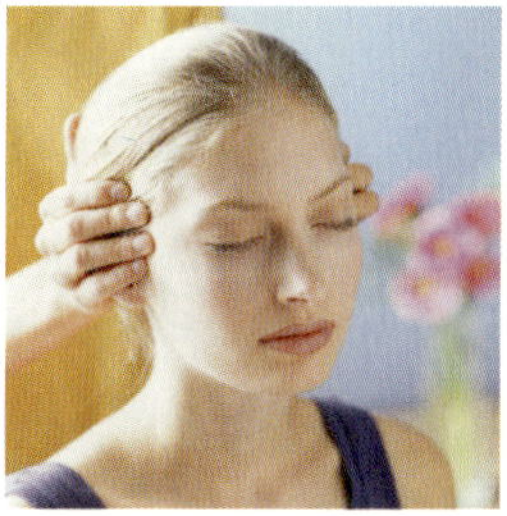

Kopfschmerzen stehen sehr häufig in Zusammenhang mit Sauerstoff- und auch Flüssigkeitsmangel. Neben leichter Bewegung an frischer Luft kann auch Sauerstoffwasser oft für schnelle Abhilfe sorgen.

Das können Sie noch tun

- Massagen im Bereich von Schultern, Nacken und Stirn
- Kalte Kompressen auf Nacken oder Stirn legen
- Kalte Armbäder (bis zur Mitte der Oberarme), mehrmals 30 Sekunden lang
- Spazieren gehen in frischer Luft
- Ruhe und Entspannung genießen

Das tut dem Blutdruck gut

Bei zu hohem Blutdruck:	Bei zu niedrigem Blutdruck:
• Übergewicht reduzieren	• Morgens langsam aufstehen
• Entspannungstechnik lernen	• Wechselduschen
• Alkohol und Nikotin meiden	• Gymnastik, Ausdauersport
• Viel Knoblauch essen	• Rosmarinbäder
• Misteltee trinken	• Aromatherapie
• Kohlensäurebäder (Apotheke)	• Erhöht schlafen

Ausgleich bei Blutdruckschwankungen

Haben Sie einen erhöhten Blutdruck (Hypertonie), so kann das Trinken von Sauerstoffwasser entspannend auf die kleinen Blutgefäße (Arteriolen) wirken. Bei zu niedrigem Blutdruck (Hypotonie) bringt eine Steigerung des Sauerstoffangebots eine Verbesserung der Mikrodurchblutung. Auch bei Blutdruckschwankungen sollten Sie mit Ihrem Arzt über eine perorale Sauerstoffzufuhr sprechen.

Balsam für die Venen

Zur äußerlichen Anwendung bei Venenbeschwerden eignen sich Extrakte aus Rosskastanien (aus der Apotheke) oder eine Lymphdrainage, die nur von erfahrenen Therapeuten durchgeführt werden sollte.

Die typischen Beschwerden bei Krampfadern und Venenschwäche: Anschwellen der Beine, Schmerzen entlang der Vene, Krämpfe oder Brennen in den Beinen, Müdigkeit, Juckreiz, Ekzeme. Im Spätstadium kann es sogar zur Lungenembolie kommen. Durch die perorale Sauerstoffanwendung enthält der venöse Rückfluss im Durchschnitt 15 bis 20 Prozent mehr Sauerstoff. Das tut den Venen gut und reduziert die Schmerzen.

Das können Sie noch tun

- Wassertreten, Wechselduschen und Beingüsse
- Beingymnastik (fragen Sie Ihre Krankengymnastin)
- Viel Vitamin C und Ballaststoffe essen (Obst!)
- Kompressionsstrümpfe tragen
- Immer wieder die Beine hochlegen

Besserung bei Herzrhythmusstörungen

Herzbeschwerden müssen grundsätzlich von einem erfahrenen Kardiologen behandelt werden. Professor Pakdaman hat bei einer Studie festgestellt, dass die Belastbarkeit des Herzens durch die Aufnahme von Sauerstoffwasser verbessert werden kann. Das hilft eventuell auch bei Herzrhythmusstörungen. Offenbar wird durch die zusätzliche Sauerstoffgabe die Herzdurchblutung gesteigert.

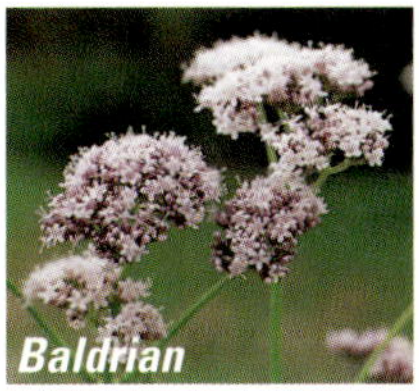
Baldrian

Das können Sie noch tun

Bei leichter Herzrhythmusstörung nervöser Natur:

- Einnahme von Naturheilmitteln wie Baldrian, Melisse, Hopfen oder Weißdorn
- Handwarme Essigumschläge (mehrmals 30 Minuten lang)
- Erlernen einer Entspannungstechnik, z. B. Yoga, Autogenes Training, Qi Gong, Progressive Muskelrelaxation nach Jakobson, Feldenkrais-Methode

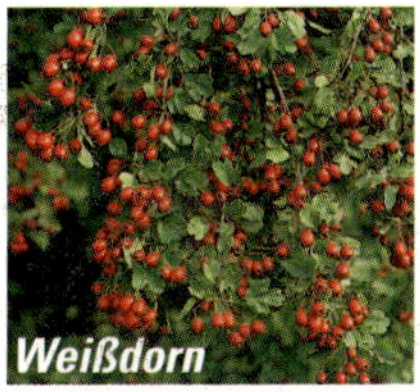
Weißdorn

Jungbrunnen für Senioren

Ein 50-Jähriger hat bereits ein deutliches Defizit in seinem Sauerstoffhaushalt. Das Atemvolumen verringert sich mit zunehmendem Alter, das Gewebe verliert an Elastizität, und das Energieniveau sinkt. Vitalität und Lebensfreude nehmen dann möglicherweise ab. Das muss aber nicht sein. Es gibt zahlreiche Möglichkeiten, den Alterungsprozess zu verlangsamen. Das Trinken von oxygeniertem Wasser kann eventuell einen kleinen Beitrag dazu leisten und eine gute Sauerstoffversorgung aller Körperzellen sichern.

Neben schlechter Sauerstoffversorgung sind gerade ältere Menschen auch von Flüssigkeitsmangel bedroht. Durch sinkende Kalium- und steigende Natriumkonzentrationen im Gewebe nimmt die extrazelluläre Flüssigkeit ab, zudem haben Senioren meist nur noch ein schwach ausgeprägtes Durstgefühl.

Das können Sie noch tun

- Regelmäßiges moderates Bewegungsprogramm an guter Luft
- Ausgeglichene Lebensführung mit reichlich Ruhepausen
- Viel trinken, wenig Stress und ausreichend Schlaf
- Ballaststoff- und vitaminreiche Ernährung
- Kein Nikotin
- Wenig Alkohol

Die Haut – Spiegel für den Sauerstoffstatus

»Schönheit kommt von innen«, heißt es immer, aber zu gutem Aussehen gehört auch unbedingt eine reine, unverletzte, hervorragend durchblutete Haut.

Sie ist dann gesund, wenn sich ein zartrosa Unterton mit opalisierendem Glanz zeigt. Außerdem soll sie eine straffe, elastische Oberflächenspannung aufweisen. Der Alterungsprozess der Haut beginnt bereits um das 25. Lebensjahr.

Vor allem bei Frauen spielen die Hormone eine wichtige Rolle für das Hautbild. Ist die Haut schlecht durchblutet, dann fehlen der Basal- und Keimschicht wichtige Nährstoffe und Sauerstoff, die sie zum Regenerieren und zum Abtransport von Schlacken dringend braucht. Anzeichen für eine Minderdurchblutung der Haut sind nicht nur eine blasse Farbe und Unreinheiten, sondern auch vergrößerte Poren und ein gelblicher Schimmer.

Gerade durch das regelmäßige Trinken von Sauerstoffwasser lässt sich der Sauerstoff-Partialdruck um durchschnittlich 18 Prozent erhöhen. Damit steigt auch der Sauerstoffanteil in den Versorgungsschichten der Unterhaut. Die perorale Sauerstoffaufnahme soll der Haut außerdem zu einer schnelleren Regeneration und Entschlackung verhelfen.

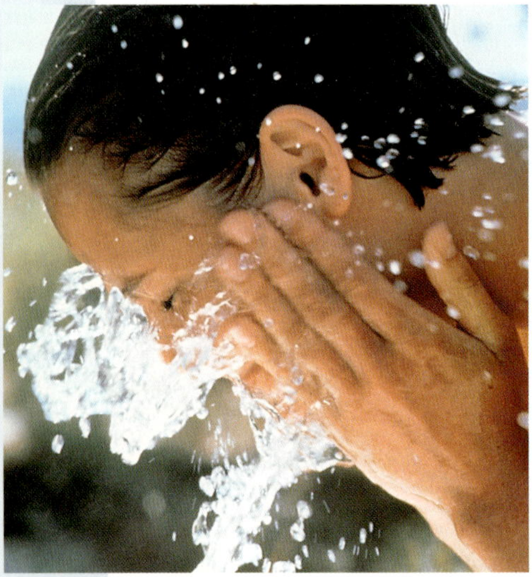

Klares Wasser erfrischt die Haut und sorgt für einen schönen Teint.

So bekommen Sie einen natürlich schönen Teint

- Regelmäßiges Trinken von Sauerstoffwasser
- Waschungen mit Sauerstoffwasser
- Viel Bewegung an frischer Luft
- Ausreichend Schlaf und Entspannung
- Mäßiges Sonnenbaden
- Kein Nikotin, Alkohol in Maßen
- Vitaminreich Essen: Obst, Salat, Gemüse, Vollkornprodukte

Ein Sauerstoffbad für geschädigte Haut

Auch für die Behandlung von äußerlichen Haut- und Gewebeschädigungen setzt man Sauerstoffwasser erfolgreich ein. Probieren Sie es selbst einmal aus: Bei einer leichten Schnitt- oder Risswunde oder einer kleinen Verbrennung hilft es schnell und kann sogar eine Blutung zum Stillstand bringen.

Sauerstoff, der im Wasser gelöst ist, wird nämlich auch durch die Haut aufgenommen. Der wissenschaftliche Ausdruck für diesen Vorgang heißt »perkutane Resorption«. Denn tatsächlich kann unsere Haut Sauerstoff »einatmen«. Neben der Lunge ist sie unser wichtigstes Atmungsorgan, und schwere Hautschädigungen wie z. B. durch Verbrennungen können die Sauerstoffaufnahme stark beeinträchtigen.

Somit kann Sauerstoffwasser bedenkenlos zum Beispiel als Wundspülung und für eine schnelle Wundheilung verwendet werden. Selbst bei stärkeren Verbrennungen hat man beobachtet, dass es mit Hilfe von Sauerstoffwasser zu einer guten Abheilung mit verminderter Narbenbildung kommt.

Zudem wird von Fällen berichtet, bei denen es die weit verbreitete, äußerst unangenehme Neurodermitis und auch Gürtelrose (Herpes zoster) gelindert haben soll.

Trinken Sie viel Wasser – auch Ihrer Haut zuliebe! Denn wer nicht genügend trinkt, bekommt vorzeitig eine welke, faltige Haut. Dann helfen auch die besten und teuersten Beautymittel nicht.

Auch Sportler profitieren vom oxygenierten Wasser

Wer sich viel bewegt, braucht besonders viel Sauerstoff. Durch das Schwitzen verliert er außerdem Flüssigkeit, die immer wieder nachgefüllt werden muss. Sauerstoff und Wasser gleichzeitig bekommen sportlich Aktive durch oxygeniertes Wasser. Es bewirkt eine rasche Regeneration nach der Bewegungsphase. Der Sportler fühlt sich schnell wieder frisch und leistungsfähig. Und wenn er es mit dem Bewegungsprogramm nicht übertreibt, kann das Trinken von Sauerstoffwasser sogar einem Muskelkater vorbeugen.

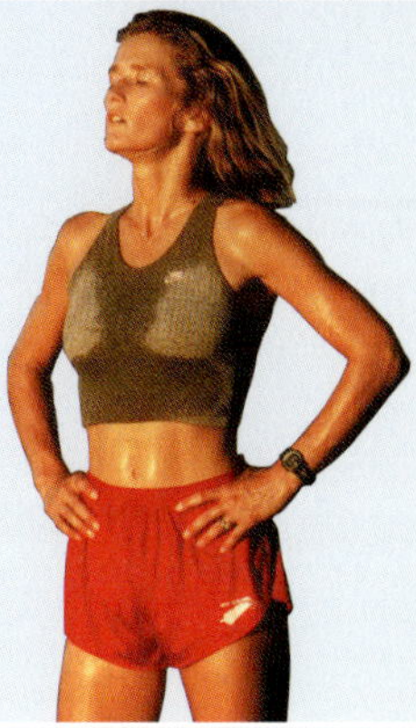

Unterstützend bei Krebs: die Sauerstoff-Trinkkur

Der deutsche Physiologe und Nobelpreisträger Otto Warburg stellte vor rund 75 Jahren fest, dass sich Krebszellen im sauerstoffarmen Milieu am schnellsten vermehren können. Stress und viele weitere Faktoren haben zur Folge, dass die Zellen nicht ausreichend mit Sauerstoff versorgt werden und bösartig erkranken können. So hat die Sauerstoff-Trinkkur neben anderen Sauerstofftherapien (siehe Seite 31ff.) auch in der Krebsbehandlung ihren Platz gefunden.

Kein neues Wundermittel, aber eine wirkungsvolle Unterstützung im Kampf gegen den Krebs: Die Behandlung mit Sauerstoffwasser zeigte gute Auswirkungen auf den Allgemeinzustand und die Immunabwehr von Krebspatienten.

Strahlentherapien werden besser vertragen

Wissenschaftler stellten weiterhin fest, dass Sauerstoff in der Krebstherapie auch unterstützend für andere Behandlungsmethoden wirkt. Die Naturheilkunde bietet Tumorpatienten viele Möglichkeiten zur Stärkung der Abwehrkräfte. Chemotherapien, die für den Körper in jedem Fall ein Riesenstress sind, werden besser vertragen, wenn das Immunsystem stabil ist.

Untersuchungen zeigten außerdem, dass Tumoren weitaus empfindlicher auf eine Strahlentherapie reagieren, wenn sie gut mit Sauerstoff versorgt sind. Das heißt, in vielen Fällen konnte die Strahlendosis dank Sauerstofftherapie gesenkt und somit gesundes Gewebe geschont werden.

Pakdamans Krebs-Studien

Professor Pakdaman (siehe Seite37ff.) wies in einer klinischen Studie an 32 Patienten nach, dass die »perorale Sauerstofftherapie« den Gesundheitszustand von Krebspatienten wesentlich verbessert. Ziel seines Therapieverfahrens ist es, die geschädigte oder gestörte Atmungskette im Organismus zu reparieren und zu regenerieren.

Den erkrankten Personen wurden täglich je 150 ml Sauerstoffwasser eine Stunde vor den Mahlzeiten zu Trinken gegeben – teilweise in Kombination mit anderen Heilmethoden. Die Patienten litten an unterschiedlichen Krebsformen und befanden sich alle in einem schlechten Allgemeinzustand. Nach der POT fühlten sie sich körperlich und seelisch viel wohler, ihr Immunsystem war stabiler geworden, und das Blutbild hatte sich deutlich gebessert. Durch die Sauerstoffanreicherung in den Zellen konnte das Wachstum der Krebszellen eingedämmt werden.

Eine spektakuläre Krebsbehandlung

Ein Fall aus Professor Pakdamans Krebs-Studie ist besonders beeindruckend: Eine 66-jährige depressive Patientin (Raucherin) klagte über Bronchitis, Husten, Atemnot, verstärktes Schwitzen, Schwindelgefühle, Müdigkeit und Abgeschlagenheit. In der Vorgeschichte war bereits ein Familienmitglied an einem Bronchialkarzinom erkrankt. Die Untersuchungen ergaben ein faustgroßes Karzinom im rechten oberen Lungenlappen und Metastasen in den Lymphknoten. Die Ärzte rieten zur Operation mit anschließender Chemo- und Strahlentherapie. Die Patientin lehnte jedoch ab.

Sie entschied sich für die »perorale Sauerstofftherapie«. Dreimal täglich bekam sie 150 ml Sauerstoffwasser eine Stunde vor den Mahlzeiten. Nach vier Monaten waren ihre Beschwerden deutlich geringer, die Frau fühlte sich körperlich und seelisch besser. Im Laufe der Therapie schien der Tumor dann zerfallen zu sein.

Wie kam das? Möglicherweise konnte die Patientin mit ihren dank Sauerstoff gestärkten Abwehrkräften den Lungentumor ohne giftige Strahlenbehandlung besiegen.

Damit es gar nicht erst zu einer Krebserkrankung kommt, sollten Sie einige kleine Regeln in Ihrer Lebensführung beachten (siehe Kasten) und Ihre Zellen täglich mit viel gesundem Sauerstoff versorgen.

So stärken Sie Ihr Immunsystem

- Stress abbauen: Ruhepausen einlegen, genügend schlafen
- Entsäuerungskur: viel Frischkost, kohlensäurearmes Wasser
- Bewegungsprogramm: Ausdauersport im Freien, Gymnastik
- Immunstimulanzien: pflanzliche Präparate aus der Apotheke
- Wasseranwendungen: Wechselduschen nach Pfarrer Kneipp

Wie Sie Sauerstoffwasser richtig trinken

Bei aller Diskussion um das Geheimnis dieses »Gesundheitswassers« fragen Sie sich sicher, ob und wie viel Sie persönlich nun davon trinken sollen. Lesen Sie die folgenden Trinkempfehlungen und lassen Sie dann auch Ihr Körpergefühl mitentscheiden, welches Quantum an Sauerstoffwasser für Sie gut ist.

Schluckweise oder auf einmal?

Man hat herausgefunden, dass es zwei mögliche Trinktechniken gibt, die sich in ihrer Wirkung unterscheiden:

- Wenn Sie die verordnete Menge zügig zu sich nehmen, gelangt der Sauerstoff ziemlich schnell direkt in den Magen-Darm-Trakt und von dort aus in weitere Organe und Zellen. Hierdurch werden besonders Verdauungsorgane und Leber gestärkt.
- Trinken Sie das Wasser ganz langsam schluckweise und behalten es noch kurz im Mund, dann gelangen die Sauerstoffbläschen über die Mundschleimhaut und das Kapillarsystem (die kleinsten Blutgefäße) direkt in den großen Blutkreislauf. Das fördert die allgemeine Durchblutung und belebt den ganzen Körper.

Die Menge und auch die Art der Einnahme von Sauerstoffwasser sind nicht gleichgültig: Sie sollten einen Arzt befragen und mit einer sehr niedrigen Dosierung beginnen, um »oxydativen Stress« (siehe Seite 50) zu vermeiden.

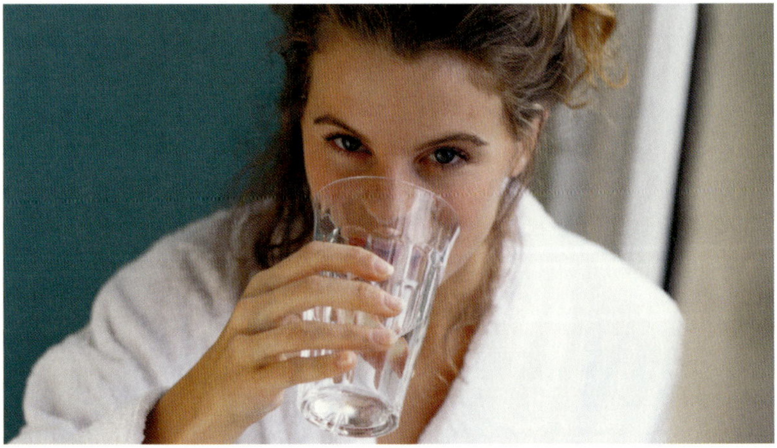

Die Dosierung langsam steigern

Häufig kann man lesen, dass es ein Zuviel an Sauerstoffwasser nicht gibt. Manche Menschen reagieren dennoch sehr sensibel – je nachdem, wie viel Sauerstoff das Getränk enthält. Heilpraktiker Walter Binder empfiehlt in seinem Buch »Energie & Gesundheit mit Sauerstoffwasser« eine einschleichende Dosierung von 0,3 Litern am Tag. Am fünften Tag soll man auf die doppelte Menge erhöhen, dann nach einer Woche weiter steigern. Als Erhaltungsdosis schlägt er 0,75 l Sauerstoffwasser täglich vor.

Expertentipp

Kinder sollten Sauerstoffwasser regelmäßig erst ab einem Alter von 10 bis 12 Jahren trinken, weil ihr Immunsystem vorher noch zu sensibel dafür zu sein scheint.

Über den Tag verteilt pur trinken

Das Trinken von Sauerstoffwasser führt innerhalb weniger Minuten zu einer Erhöhung der aktiven Sauerstoffmoleküle im Blut. Dieser Effekt erreicht nach etwa einer halben Stunde sein Maximum und fällt dann während der folgenden 60 bis 180 Minuten wieder auf das ursprüngliche Niveau ab. Daher ist es ratsam, oxygeniertes Wasser in kleinen Mengen über den Tag verteilt zu sich zu nehmen. Manche Experten empfehlen, es entweder rund eine Stunde vor oder anderthalb Stunden nach dem Essen zu trinken. Keinesfalls jedoch abends vor dem Schlafengehen, denn seine belebende Wirkung hält Sie unter Umständen länger wach, als Sie wollen.

Optimal ist es, wenn Sie das Getränk pur genießen. Mixen Sie es lieber nicht mit anderen Flüssigkeiten, dadurch könnte die spezifische Wirkung verloren gehen. Es sollte auch nicht in Kontakt mit Kohlensäure kommen, da diese ein Sauerstoff-Räuber ist.

Sauerstoffwasser frisch halten

- Sauerstoffwasser nicht zur Kaffee- oder Teezubereitung verwenden, denn durch Erhitzen entweicht der Sauerstoff und damit jede besondere Wirkung.
- Sauerstoffwasser immer kühl aufbewahren, damit es frisch bleibt.
- Angebrochene Flaschen innerhalb von zwei Tagen verbrauchen.

So wird Sauerstoffwasser zum Powerdrink

Ein Zuviel an Sauerstoff kann giftig wirken. Als Beispiele sind hier die körperlichen Reaktionen beim Hyperventilieren (siehe Seite 21) oder die Übersäuerung der Muskulatur bei intensivem Sport zu nennen. Übermäßiges Training fördert aufgrund des hohen Sauerstoffverbrauchs die Bildung der gefürchteten so genannten Freien Radikale.

Freie Radikale an sich sind nicht schädlich. Sie haben jedoch eine Doppelfunktion im Körper. Einerseits unterstützen sie ihn im Kampf gegen Krankheiten, sie töten z. B. Bakterien ab. Andererseits greifen sie den Körper und leider auch gesundes Gewebe an, wenn sie in der Überzahl sind. Es kommt dann zum »oxydativen Stress«. Und der ist Grundlage fast aller Krankheiten und degenerativen Prozesse von vorzeitiger Alterung bis hin zu Krebs.

Expertentipp

Noch vitalisierender wirkt Sauerstoffwasser in Kombination mit reichlich Vitaminen, Mineralstoffen und Spurenelementen aus der Nahrung. Essen Sie also viel Frischkost: Salate, Obst und Vollkornprodukte.

Sauerstoff und Vitamine richtig kombinieren

Sauerstoff ist ein ebenso wichtiger Vitalstoff wie Vitamine und Mineralien. Aber kein Vitalstoff für sich allein ist hilfreich – die Kombination und das richtige Verhältnis sind entscheidend für die positive Wirkung. Sauerstoff aktiviert die Vitalstoffe aus der Ernährung, und diese wiederum neutralisieren die schädlichen Sauerstoff-Radikale. Sie verhindern also den »oxydativen Stress«. Das heißt: Gesundheit ist immer eine Frage des Gleichgewichts – genau wie in der Natur. Wenn Sie Ihrem Körper Sauerstoffwasser zuführen, sollten Sie ihm auch genügend Antioxidanzien in Form von Vitamin A, C, E und Selen anbieten. Mit diesem »Powerpack« schützen Sie Ihren Organismus und bleiben bei guter Gesundheit.

Vitamin C steigert die Leistung

Dieses Vitamin schützt andere Antioxidanzien im Körper. Es stärkt vor allem das Immunsystem und beugt Krebs vor. Es fungiert auch

als Schutzfaktor gegen Umweltschadstoffe. Falls Sie rauchen, sollten Sie besonders viel von diesem Vitamin zu sich nehmen.
Die besten Vitamin-C-Quellen: Zitrusfrüchte, Brokkoli, schwarze Johannisbeeren, Hagebutten und Paprikaschoten. Mit einem Glas Acerolasaft decken Sie das Vierfache Ihres täglichen Vitamin-C-Bedarfs. Die Bioverfügbarkeit dieses Vitamins aus natürlichen Quellen ist die gleiche wie die aus Vitamintabletten oder -pulvern.

Viel von sich reden machen die »Nahrungsergänzungsmittel« – synthetisch hergestellte Biostoffe in Tabletten-, Pillen- und Pulverform. Während unter Fachleuten Nutzen oder Schädlichkeit der meisten dieser Produkte strittig sind, herrscht weitgehend Einigkeit darüber, dass sie keinen Ersatz für eine gesunde Ernährung und Lebensführung darstellen.

Vitamin E und Selen halten jung

Vitamin E (Tocopherol) bezeichnet man auch als Arterienschutz-Vitamin. Ebenso wie das Spurenelement Selen kann es den Alterungsprozess erheblich verzögern. Die beiden Antioxidanzien sorgen für eine wechselseitige Steigerung ihrer Wirksamkeit.
Vitamin E und Sauerstoff ergänzen sich ebenfalls perfekt. Trinken Sie Sauerstoffwasser, treiben Sie viel Sport an der frischen Luft, und essen Sie Vitamin E in Form von Weizenkeimen, Sojabohnen, Nüssen, Margarine, grünen Blattgemüsen und Vollkornflocken.
Übrigens: Vitamin E ist das einzige Vitamin, das in seiner natürlichen Form stärker wirkt als in der synthetischen.
Auch Selen macht Freie Radikale unschädlich, obwohl es in hoher Dosierung giftig ist. Sie können es in der Apotheke in Kombination mit Vitamin E und anderen Antioxidanzien bekommen. Gute Nahrungsquellen sind beispielsweise Weizenkeime, Sojabohnen, Thunfisch, Tomaten, Brokkoli, Knoblauch, Kohlrabi und brauner Reis.

Karotinoide – wichtige Farbstoffe

Von den rund 600 Karotinoiden ist das bekannteste das Beta-Karotin. Es wird bei Bedarf vom Körper in Vitamin A umgewandelt und ist wichtig für die Verhütung von Krebs. Auch hier gilt: Je mehr »oxydativem Stress« Sie ausgesetzt sind, desto mehr von diesem Antioxidans sollten Sie zu sich nehmen. In der Apotheke ist es auch als Kombinationspräparat erhältlich. In erster Linie sollten Sie es jedoch durch naturbelassene Nahrungsmittel wie intensiv gefärbte dunkelgrüne und gelborange Gemüse- und Obstsorten wie

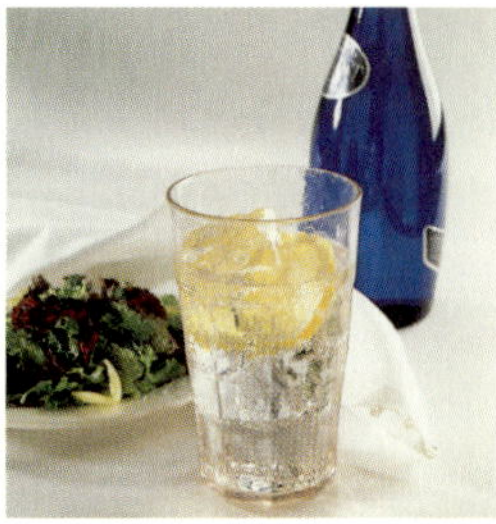

Spinat, Grünkohl, Feldsalat, Tomaten, Karotten, Süßkartoffeln, Aprikosen, Mangos und Pfirsiche zu sich nehmen.

Wo bekommt man Sauerstoffwasser?

In Getränke- und Supermärkten gibt es verschiedene Sorten von Sauerstoffwasser in Flaschen zu kaufen, die im Allgemeinen etwas teurer sind als herkömmliche Trinkwässer. Sie alle sind hochwertige natürliche Mineralwässer. Wenn dennoch einige Sorten als »Tafelwasser« deklariert sind, dann deshalb, weil nicht nur Kohlensäure, sondern auch Sauerstoff zugesetzt wurde.

Sauerstoffwasser in Flaschen – das ist drin

	Oxivit	**Adelaqua (Adelholzener)**	**Active O2 (Adelholzener)**	**Bernadett Hechtl plus Sauerstoff**
Zutaten	Natürliches Minerwasser, Sauerstoff	Natürliches Minerwasser, Sauerstoff, Kohlensäure	Natürliches Minerwasser, Sauerstoff Kohlensäure	Natürliches Minerwasser, Sauerstoff Kohlensäure
Flaschenart	Einweg	Mehrweg	Einweg	Mehrweg
Sauerstoffgehalt	ca. 50–70 mg/l	mind. 150 mg/l	90 mg/l	mind. 20 mg/l
Flascheninhalt	1,5 l oder 0,5 l	0,75 l	0,75 l	0,5 l
Kohlensäure	nein	wenig	sehr wenig	mittel
natriumarm	ja	ja	ja	ja
Natrium (mg/l)	15,0	10,0	10,0	4,82
Kalzium (mg/l)	77,0	69,8	69,8	86,0
Magnesium (mg/l)	3,4	31,0	31,0	34,8
Kalium (mg/l)	1,1	1,1	1,1	1,52
Chlorid (mg/l)	27,0	22,5	22,5	0,80
Hydrogencarbonat (mg/l)	218	330,0	330,0	430,20
Sulfat (mg/l)	21	23,1	23,1	21,70
Fluorid (mg/l)	0,10	0,22	0,22	<0,15

Sie können sich aber auch einen Sauerstoffwasser-Bereiter für Zuhause zulegen. Diese Geräte sind meist nicht billig, aber langfristig gesehen lohnt sich die Anschaffung. Zudem gibt es in größeren Städten so genannte »Wasserstellen« (siehe Seite 78), die teilweise auch Sauerstoffwasser anbieten und es sogar nach Hause liefern.

Am bequemsten ist es natürlich, sein eigenes Sauerstoffwasser herzustellen. Damit der heimische Quell aber nicht zur Brutstätte von schädlichen Keimen wird, müssen die hygienischen Vorschriften beim Umgang mit dem Gerät peinlich genau beachtet werden.

Sauerstoffwasser zu Hause frisch zapfen

Es gibt sehr viele Sauerstoffwasser-Heimgeräte in den verschiedensten Formen, Größen und Preislagen. Wenn Sie sich zum Kauf oder Leasing (mit späterer Übernahme) entschließen, können Sie sich Ihre Energydrinks täglich frisch zapfen. Dadurch ersparen Sie sich obendrein noch das Schleppen der schweren Wasserkästen. Der Sauerstoffgehalt des Wassers aus dem eigenen Energiebrunnen liegt zwischen 20 und 70 Milligramm pro Liter. Die beste Trinktemperatur ist 15 bis 18 °C.

Denken Sie daran, den Wasserbereiter jeden Tag neu zu füllen, damit Ihr Gesundheitsdrink immer frisch ist. Bewahren Sie das Wasser dann im Kühlschrank auf. Aus Gründen der Hygiene sollten Sie das Gerät einmal in der Woche mit heißem Wasser durchspülen.

Einfach zu handhaben - Heimgeräte

Obwohl manche Sauerstoffwasser-Heimbereiter kompliziert aussehen, ist ihre Bedienung in der Regel leichter, als man denkt. Man schließt sie entweder nur direkt an den Wasserhahn an - das erspart Ihnen Elektrosmog - oder zusätzlich noch an die Steckdose. Meist wird der Strom zur Kühlung gebraucht.

Es gibt sie als Tisch- und Untertischgeräte. Auch ein handlicher, nur 100 g schwerer Wasserbereiter ist auf dem Markt, der reise-, flug- und rucksacktauglich ist. Für die meisten Geräte können sowohl Quellwasser als auch gefiltertes Wasser, Leitungswasser oder destilliertes Wasser (siehe Seite 17) verwendet werden.

Zudem gibt es Wasserbereiter, mit denen Sie levitiertes Sauerstoffwasser (siehe Seite 68ff.) herstellen können. Überlegen Sie sich vor dem Kauf, welches Wasser für Sie am besten geeignet ist.

Sauerstoffwasser-Heimbereiter sind nicht nur für den heimischen Gebrauch geeignet, sondern können auch im Büro, in öffentlichen Einrichtungen, Krankenhäusern, Rehakliniken, Arztpraxen und Apotheken verwendet werden.

Leitungswasser –
ein gesunder Durstlöscher?

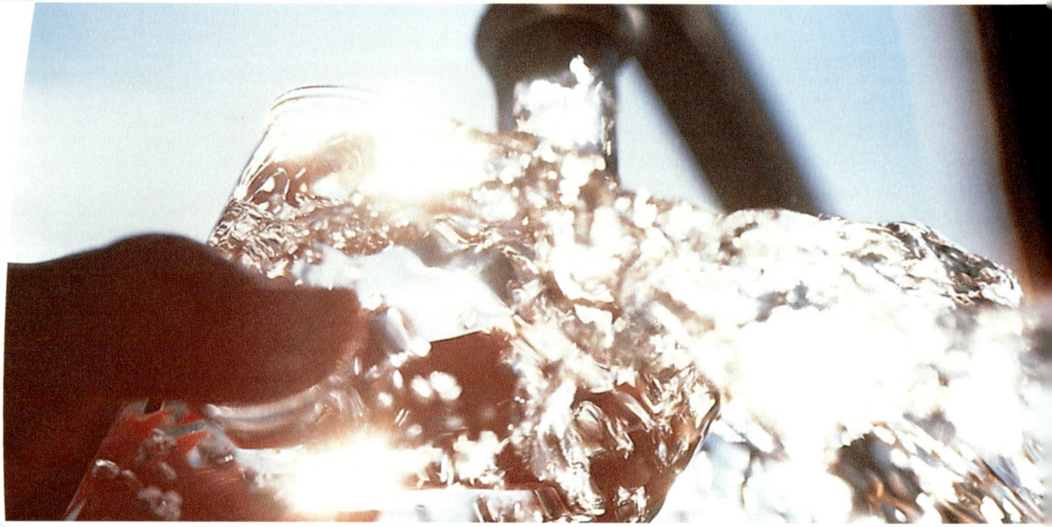

Blei, Nitrat, Kupfer, Pestizide: Unser Trinkwasser kann alle möglichen Schwermetalle und Schadstoffe enthalten – zumindest befürchten das viele Verbraucher. Was ist nun wirklich dran an den vielen Negativmeldungen? Wie Sie herausfinden können, ob Ihr Leitungswasser wirklich trinkbar ist, erfahren Sie auf den folgenden Seiten.

Trinkwasser wird streng kontrolliert

Fest steht: Unser Trinkwasser enthält nur rund vier bis sechs Milligramm Sauerstoff pro Liter. Für eine effektive Sauerstoffkur ist das viel zu wenig, aber trinkbar ist das Wasser aus der Leitung allemal.

Ihr Wasserwerk wird Ihnen das auf Anfrage jederzeit bestätigen. Und der preiswerteste Durstlöscher ist es obendrein. Leitungswasser ist nämlich das am strengsten kontrollierte Lebensmittel in Deutschland. Die Trinkwasserverordnung (TVO) hat ganz strikte Regeln. Die Qualität unseres Wassers muss so gut sein, dass es bedenkenlos von Säuglingen, Schwangeren, alten Menschen und Kranken getrunken werden kann.

Überwachung durch Gesundheitsamt und Wasserwerk
Die Gesundheitsämter achten darauf, dass die relevanten Grenzwerte für die getesteten chemischen Stoffe nicht überschritten werden. Und wenn Sie ganz sicher gehen wollen, dass Ihr Leitungswasser gut ist, dann können Sie jederzeit beim örtlichen Gesundheitsamt oder Wasserwerk nachfragen. Dort gibt man Ihnen gerne Auskunft.
Einmal jährlich wird eine große Trinkwasseranalyse vorgenommen, außerdem gibt es alle zwei oder maximal vier Wochen eine bakteriologische Untersuchung. Dabei werden die Proben an verschiedenen Stellen der Stadt oder Gemeinde entnommen und überprüft. Es besteht also keine Gefahr, dass Schadstoffe im kühlen Nass enthalten sein könnten!

Wenn Sie Trinkwasser aus Ihrem Privatbrunnen beziehen, ist die Möglichkeit von Verunreinigungen größer. Sie sollten dann unbedingt eine regelmäßige bakteriologische Untersuchung vornehmen lassen. 98 Prozent der Bevölkerung beziehen allerdings ihr Wasser aus der öffentlichen Versorgung.

Deutschland hat gutes Wasser
Nicht überall auf der Welt sollten Sie das Wasser direkt aus dem Hahn trinken. Die europäische Trinkwasserrichtlinie gilt zwar für alle Länder, dennoch gibt es innerhalb Europas leichte Qualitätsunterschiede:

- In Deutschland, Dänemark und Holland können Sie das Trinkwasser bedenkenlos genießen.
- Während einer Reise nach Italien oder Frankreich sollten Sie vorsichtiger sein und dort nur Flaschenwasser trinken. Das Wasser aus dem Hahn kann durch Bakterien belastet sein.
- Auch im regnerischen England ist nicht immer für reines Leitungswasser gesorgt.

Die Hausleitungen prüfen

Ihr Auto bringen Sie sicher regelmäßig zum TÜV, oder? Wie steht es denn mit Ihrer Trinkwasseranlage zu Hause? Für die Sicherheit der Installationen im Haus ist der Hauseigentümer verantwortlich. Er sollte die Hausleitungen regelmäßig kontrollieren lassen.
Eine Hausinstallation besteht aus vielen Einzelstücken. Armaturen, Enthärtungs- und Dosierungsanlagen, Filter und andere Teile funktionieren nur bei sachgemäßer Installation und Wartung!

Trinkwasser ist kostbar! Diese in Trockengebieten der Erde altbekannte Erkenntnis setzt sich auch langsam in unseren Breiten durch, seit Abwasserentsorgung und –wiederaufbereitung immer teurer werden. Deshalb lohnt es sich in jedem Fall, die häusliche Wasserinstallation in gutem Zustand und auf modernem technischem Stand zu erhalten.

Braunes Wasser erst ablaufen lassen

Manchmal kommt aus dem Hahn braunes oder rötliches Wasser. Das kann passieren, wenn Sie aus dem Urlaub zurückkommen - Wasser, das länger in der Hausinstallation, vor allem in Zinkleitungen, gestanden hat, kann sich verfärben. Das sieht nicht sehr appetitlich aus, ist aber meistens harmlos und kein Anzeichen für schlechte Wasserqualität. Für die Zubereitung von Säuglingsnahrung ist dieses Wasser jedoch nicht zu empfehlen.
Drehen Sie die Wasserhähne (vorher das Sieb abschrauben!) an mehreren Zapfstellen gleichzeitig ganz auf und spülen Sie die Leitungen kräftig durch. Nach kurzer Zeit ist Ihr Wasser wieder klar.

Das sollten Sie beachten

- Bei der Einrichtung der Hausinstallation im Wasserwerk nachfragen, welche Werkstoffe verwendet werden können.
- Die Betriebsanleitung genau lesen und einhalten.
- Armaturen und Geräte regelmäßig von einem Fachbetrieb (eingetragen im Installateurverzeichnis) überprüfen und warten lassen.
- Wasserverlust durch tropfende Wasserhähne oder undichte Spülkästen vermeiden. Ab und zu die Dichteprobe machen: Alle Zapfstellen schließen, den Wasserzähler beobachten. Wenn sich Messzeiger oder kleiner Anlaufstern bewegen, ist irgendwo ein Leck.

Bleirohre haben ausgedient

Die Rohre, aus denen Ihre Haus-Wasserleitung besteht, sind für Sie unsichtbar. Befragen Sie Ihren Installateur, welche Rohre bei Ihnen verlegt wurden. Heute werden in neuen Gebäuden oft Kunststoffleitungen angebracht. Auch Edelstahl ist ein unproblematisches Material.

Besonders schlecht für die Wasserqualität sind Bleirohre. Sie sind aber nur noch in Häusern zu finden, die vor 1910 gebaut wurden. Sie werden heute nicht mehr verwendet. Laut Gesetz müssen alle alten Bleirohre bis zum Jahr 2013 ersetzt werden. Das betrifft in Deutschland wohl nur noch wenige Gebäude.

Kupferrohre sind nur dann von Nachteil, wenn das Wasser einen höheren Säuregrad (pH-Wert) aufweist, als die Trinkwasserverordnung erlaubt. Das ist bei Wasser aus der öffentlichen Versorgung allerdings so gut wie ausgeschlossen.

Eine Wasserprobe gibt Sicherheit

Sie können also davon ausgehen, dass Ihr Leitungswasser ein gesundes Getränk ist. Wenn Sie jedoch sehr unsicher sind, ob das Wasser, das durch Ihre Leitungen fließt, wirklich bedenkenlos genießbar ist, können Sie vom zuständigen Wasserwerk manchmal kostenfrei eine Wasserprobe entnehmen und bakteriologisch untersuchen lassen. So funktioniert die Wasserprobe:

- Die Probemenge wird nicht von einem schwenkbaren Wasserhahn genommen, da dieser z. B. beim Putzen mit Keimen verunreinigt worden sein könnte.
- Im Labor wird Ihr Wasser dann 48 Stunden lang verschiedenen Temperaturen ausgesetzt. Finden sich Keime oder Bakterien, entnimmt das Wasserwerk weitere Proben an anderen Stellen, um zu prüfen, ob die Verunreinigung eventuell von außen kommt.
- Eine genaue Schadstoff- oder Schwermetall-Analyse muss man im Allgemeinen aus eigener Tasche bezahlen. Auch für die Überprüfung der hauseigenen Wasserrohre wird der Hausbesitzer zur Kasse gebeten.

Expertentipp

Die Regel, zum Kochen kaltes Leitungswasser zu verwenden, stammt übrigens aus Zeiten, in denen man fürchtete, dass heißes Wasser zu viele Schadstoffe aus den Rohren lösen würde. Bei einem modernen Leitungssystem können Sie die Suppe also ruhig mit heißem Wasser aufsetzen und so Zeit und Energie beim Kochen sparen.

Kalk im Wasser ist nicht schädlich

Zugegeben – lästig ist es schon, wenn Waschbecken, Badewanne und Dusche mit einer hässlichen Kalkschicht überzogen sind. So manche Hausfrau greift zu scharfen Mitteln, um den »Schmutz« wegzuscheuern. Versuchen Sie, diese Ablagerungen als etwas Natürliches zu akzeptieren. Denn: Hartes, kalkhaltiges Trinkwasser ist sogar gesund, da es wichtige Mineralien enthält.

Leider sorgt das für unseren Körper gesunde Kalzium im Trinkwasser in vielen Haushalten auch für einen unablässigen Kampf gegen hartnäckige Kalkablagerungen. Umweltbewusste setzen lieber häufiger mal den Scheuerlappen an, als mit einem Übermaß an Säuren gegen die allmähliche Versteinerung von Wasserhähnen und Duschköpfen anzugehen.

Wie kommen die Mineralien ins Trinkwasser?

Hartes Wasser enthält viel Kalzium und reichlich Magnesium. Kalzium ist wichtig für unsere Knochengesundheit und Magnesium stärkt Herz und Nerven.

Wie entsteht nun »hartes« oder »weiches« Wasser? Das Regenwasser sickert zunächst in den Boden ein und sammelt sich als Grundwasser an. Es löst dabei aus den verschiedenen Untergrundschichten zahlreiche Mineralstoffe, unter anderem auch Kalzium und Magnesium. Weil die Bodenbeschaffenheit in den Trinkwasser-Gewinnungsgebieten nicht überall gleich ist, sind auch die Härtegrade des Wassers auf ganz natürliche Weise unterschiedlich.

So lösen Sie Kalkprobleme

- Kalk entsteht bei Erhitzen über 60 °C. Spül- und Waschmaschine also nur bis 60 °C erwärmen, den Warmwasserbereiter auf „Energiesparstufe“ einstellen.
- Zitronen-, Essigsäure oder Salzsole (konzentriertes Salzwasser) reinigen auf sanfte Weise: z. B. Dampfbügeleisen, Wasserkessel, Kaffeemaschinen, auch Wannen, Spül- und WC-Becken. Trotzdem sollte man auch diese Mittel sparsam dosieren.
- Die richtige Waschmitteldosierung: Weiches Wasser braucht wenig Waschmittel, hartes dagegen mehr. Bei zu geringer Dosierung verkalkt die Maschine.

Wie unser Trinkwasser genießbar bleibt

Im vorigen Jahrhundert kamen die Menschen noch mit rund 30 Litern Wasser am Tag aus. Heute benötigen wir wesentlich mehr: im Durchschnitt 116 Liter. 34 Liter davon schluckt allein die Toilettenspülung. Da wir unser Wasser auch weiterhin als Durstlöscher nutzen wollen, sollte jeder einzelne etwas dafür tun, dass es seine gute Qualität behält.

So schonen Sie beim Putzen die Umwelt

- Achten Sie beim Einkauf von Putzmitteln auf Umweltverträglichkeit.
- Strahlend saubere Kacheln im Bad erzielen Sie mit einem Allzweckreiniger, Neutralseife oder Spiritus. Gegen Kalk helfen Essig oder Zitronensäure.
- Grobe Verunreinigungen und Verschmutzungen bekommen Sie mit Scheuerpulver weg.
- Für einen klaren Durchblick brauchen Sie keinen Fensterreiniger zu kaufen. Ein Spritzer Essig oder Brennspiritus auf einen Eimer Wasser ist ausreichend. Wichtig: Fenster nicht bei Sonnenschein putzen, sonst gibt's Streifen!
- Reinigen Sie glatte Flächen mit verdünntem schwarzem Tee nach. Das sorgt für Hochglanz.
- Sanitärreiniger belasten das Grundwasser. Mit Bürste, Essig, Schmierseife oder einem milden Allzweckreiniger bekommen Sie genügend Glanz und Sauberkeit.
- Verbannen Sie WC-Beckensteine und Wasserkastenzusätze. Auch sie bringen zu viele chemische Stoffe ins Wasser.
- Verstopfungen werden durch die Saugglocke umweltfreundlicher gelöst als durch aggressive Rohrreiniger.
- Neuartige antibakterielle Spülmittel verursachen Allergien und belasten die Umwelt.

Kann man Mineralwasser selbst herstellen?

Nein! Mineralwasser ist ein Naturprodukt aus unterirdischen Wasservorkommen (siehe Seite 10ff.). Aber man kann das Leitungswasser zum Blubbern bringen, also mit Kohlensäure versetzen. Auf dem Markt gibt es zahlreiche Sprudlergeräte, die das schnell und einfach bewerkstelligen.

Expertentipp

Für Sodagetränke mit Pfiff gibt es Fertigkonzentrate in vielen fruchtigen Geschmacksrichtungen. Sie enthalten jedoch Zucker, sind also keine kalorienfreien Durstlöscher! Achten Sie auf die Anwendungshinweise und das Haltbarkeitsdatum.

Sodabereiter ersparen das Kistenschleppen

Auf die Kohlensäure im Wasser möchten viele nicht verzichten, aber preiswert sollte es schon sein. Daher greifen zahlreiche Haushalte zu einem Sprudlergerät und stellen sich ihr »hauseigenes Mineralwasser« her, das dann selbstverständlich nicht »von Natur aus ursprünglich rein« ist. Aber günstiger als das »echte« Mineralwasser ist's allemal, denn das Wasser fließt (fast) gratis aus dem Hahn. Die Kosten für die Anschaffung eines Wassersprudlers sind nicht sehr hoch, wenn man bedenkt, wie viele Flaschen perlenden Wassers man damit herstellen kann. Außerdem hat das mühsame Kistenschleppen endlich ein Ende.

Kohlensäure per Knopfdruck

Das Prinzip eines Sodabereiters ist ganz einfach: In den Geräten befindet sich eine nachfüllbare Kohlendioxyd-Patrone. Per Knopfdruck wird das Kohlendioxyd in die mit Leitungswasser gefüllte Flasche gepumpt. So einfach also kommt der Sprudel in die Flasche. Füllen Sie das Prickelwasser nur in einwandfrei saubere, temperaturbeständige Flaschen, lagern Sie es kühl und trinken Sie es rasch aus. Wenn es Ihnen schmeckt, können Sie Ihren Durst bedenkenlos auf diese Art löschen und liegen dabei auch noch voll im Trend.
Tipps im Umgang mit Sodabereitern:

- Verwenden Sie stets frisches Leitungswasser.
- Die Wassertemperatur sollte nie über 7 °C liegen.

- Füllen Sie das Sodawasser nur in gut gereinigte Flaschen.
- Stellen Sie angebrochene Flaschen gleich in den Kühlschrank.

Umkehrosmose in Trinkautomaten

Sie stehen oft in Büros, Arztpraxen und Apotheken: Wasserbereiter, die das kühle Nass nach dem Prinzip der Umkehrosmose verändern. Was bewirkt das? Unerwünschte Stoffe werden fast völlig entfernt. Man erhält also eine Flüssigkeit, die destilliertem Wasser (siehe Seite 17) sehr ähnlich ist.

Das bewirken Umkehrosmose-Anlagen:
- *Erhebliche Senkung des Nitratwertes*
- *Nahezu vollständige Ausscheidung von Salzen*
- *Das Wasser ist frei von Schwermetallen und Schadstoffen und enthält keine Mineralien mehr, auch kein Kalzium*

Wasser ohne Mineralien

Die Umkehrosmose wurde in den 60er-Jahren im Auftrag der NASA entwickelt, die ein Trinkwasser-Recycling-System für bemannte Weltraumflüge brauchte. Das Leitungswasser wird unter Druck an einer halbdurchlässigen Polymer-Membrane (einer Art Filter) vorbeigeleitet. Dabei findet ein Trennungsprozess statt: Die Wassermoleküle können die superfeinen Poren der Membrane passieren, unerwünschte Stoffe wie Salze, Kalk, Nitrat, Schwermetalle werden zurückgehalten. Aber auch die Mineralien kommen nicht durch und werden herausgefiltert, was von vielen Verbrauchern als großer Nachteil angesehen wird.

Als Wasser für Babys geeignet?

Fest steht, dass das Wasser für die Zubereitung von Säuglingsnahrung natrium- und nitratarm sein sollte. Normalerweise reicht es, das stets kontrollierte Trinkwasser abzukochen.

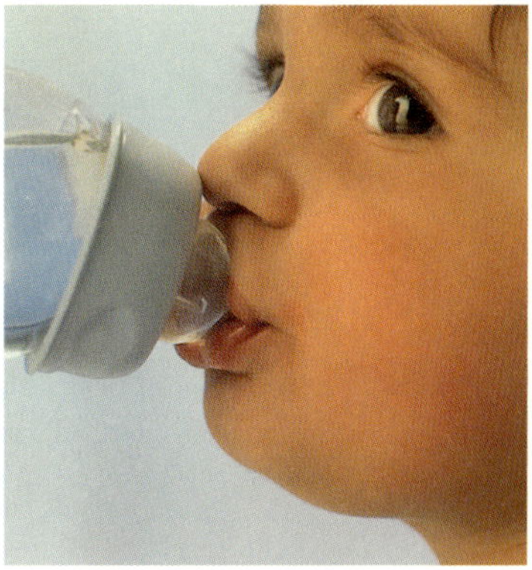

Manche Ernährungsexperten meinen, das Trinkwasser für die Jüngsten sollte möglichst wenig Mineralien enthalten, damit die Nieren nicht unnötig durch anorganische Salze beansprucht würden. Außerdem erhalten die Kinder durch die feste Nahrung genügend Mineralstoffe. Entscheiden Sie selbst, welches Wasser Sie verwenden!

Voller Vitalität –

verwirbeltes und levitiertes Wasser

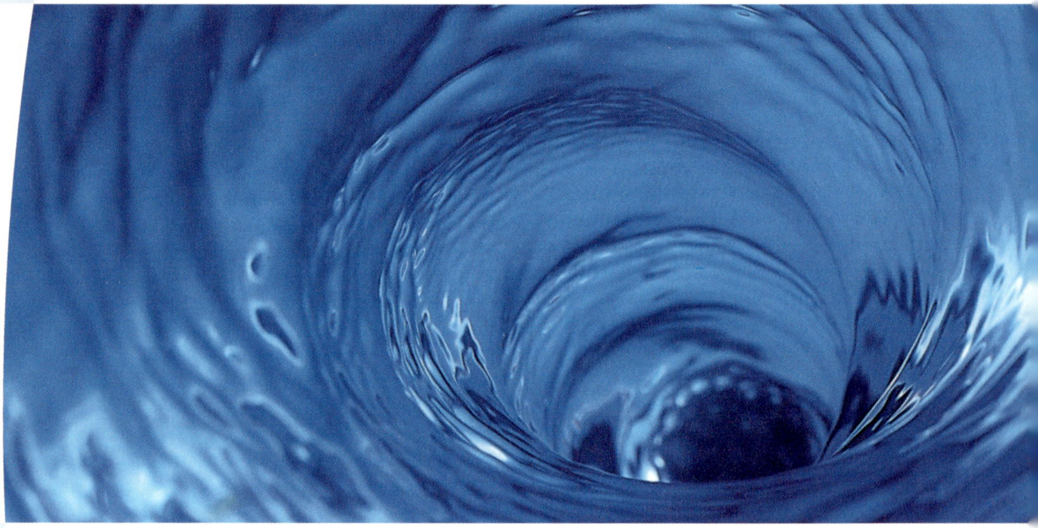

Falls bei allen bisher in diesem Buch genannten Trinkwässern noch keines dabei war, das Ihnen so richtig schmeckt und gut tut, dann finden Sie Ihr Wasser vielleicht in diesem Kapitel. Verwirbeltes und levitiertes Wasser ist zwar wenig erforscht und bislang noch ziemlich unbekannt, soll aber auf natürliche Weise viel Energie bringen.

Wirbler bringen Energie ins Wasser

Gesundes Wasser bildet in seinem natürlichen Fluss ganz von selbst Spiralen, wenn es aus einer Quelle sprudelt und beispielsweise in Schlängelbewegungen als Wildbach den Berg hinunterrinnt.

In jedem Bach fließt das Wasser am Rand langsamer als in der Mitte, schnelle Schichten überholen fortwährend die langsamen. Es formieren sich Wellen. Wenn sich eine Welle überschlägt, fängt sie Luft ein, die sie wiederum an das Wasser abgibt. Es wird mit Sauerstoff angereichert, verwirbelt, strudelt und bildet Energiespiralen mit einem ganz eigenen Rhythmus.

Wird das Wasser jedoch, wie z. B. in unseren Leitungen, in Rohre gepresst, dann ist es in seiner Qualität nicht mehr ursprünglich. Es fehlt ihm an Bewegung und somit auch an Energie.

Die uralten chinesischen Prinzipien des Feng Shui, die auch im Westen immer häufiger Anwendung finden, spiegeln ähnliche Erkenntnisse wie die des unverstandenen Försters: Während bewegtes, klares Wasser am richtigen Ort als stärkster Glücksbringer gilt, sollen trübe, abgestandene Wasserstellen bedrohlich negatives Feng Shui verursachen.

Die Erkenntnisse eines Försters

Victor Schauberger (1885–1958), ein oberösterreichischer Förster und Naturforscher, wurde von einigen wenigen Menschen als »Wassermagier« bezeichnet, von den meisten jedoch überhaupt nicht ernst genommen. Zeit seines Lebens kämpfte dieser Mann für seine Ideen, starb aber am Ende einsam und verarmt.

Mit der Erschließung seiner Wirbeltechnik hat er eine Entdeckung gemacht, die erst heute auch bei Wissenschaftlern Anerkennung findet. Das Resultat: Immer mehr Firmen bringen Wasserwirbler auf den Markt, die nach dem System Schaubergers funktionieren.

Wasser liebt den Schatten

Schauberger hat im Prinzip Dinge entdeckt, die bei den Inkas, den alten Kretern oder den tibetischen Mönchen schon längst bekannt waren: Nämlich dass Wasser grundsätzlich wirbelt und dass man, wenn man es natürlich fließen lässt, kleine Wunder damit erlebt.

Der Förster beobachtete beispielsweise, dass es nicht gerne dem Sonnenlicht ausgesetzt ist: Da gab es eine Quelle in seinem Wald, über der ein Steinhaus gebaut war. Als dieses abgerissen und das Wasser ungeschützt der Sonne ausgesetzt wurde, versiegte die Quelle. Dann erbaute man das Häuschen neu, das Wasser kam wieder zurück. Sein Fazit: Wasser liebt Schatten und Kühle. In der Tat sind Quellen mit gesundem Wasser oft tief im Wald oder in dunklen Felsspalten verborgen.

Ein weiteres Phänomen, das den Naturforscher faszinierte: Wie schaffen es die Forellen, auch in den reißendsten Strömungen unbeweglich still zu stehen? Warum werden sie nicht vom Wasser weggetrieben? Hängt das womöglich ebenfalls mit der Temperatur des kühlen Nass zusammen? Er fragte sich auch, wie Forellen Klippen und Fälle überwinden und in einem hinabstürzenden Wasserstrahl nach oben schweben können.

Jede Kraft erzeugt eine Gegenkraft

Wir wissen heute, dass jegliche Kraft eine Gegenkraft erzeugt. So wie ein Tornado die Luftmassen außen herunterwirbeln lässt, um sie dann in seinem Innern wieder hoch zu saugen, erzeugt auch das natürlich fließende, wirbelnde Wasser eine Energie, die in entgegengesetzter Richtung strömt. Diesen Energiestrom machen sich die Forellen zunutze und werden von ihm hinaufgesogen. 1930 konstruierte Schauberger seinen ersten »Wasserveredelungsapparat« in Ei-Form. Basierend auf der natürlichen Verwirbelung von Wasser und Luft baute er außerdem kleine Heimkraftwerke und Antriebsmotoren für Flugzeuge.

Das Urelement Wasser scheint so selbstverständlich, dennoch hält es für Naturwissenschaftler immer wieder Überraschungen bereit: So hat man bis heute allein zwölf verschiedene Varianten seines gefrorenen Zustandes, also von Eis, entdeckt.

Wirbel reinigen das Wasser

Durch Wirbelprozesse befreit sich das Wasser in der Natur von Schadstoffen. Räumliche Strukturen werden aufgelöst, das heißt, das Wasser wird in einzelne Wasser-Moleküle zerlegt. Dabei werden Faulgase und andere Stoffe ausgeschieden. Je kleiner diese räumlichen Strukturen sind, desto mehr Strukturoberflächen sind vorhanden. Das vergrößert dann die gesamte innere Oberfläche des Wassers.

Ein Beispiel verdeutlicht dies: Die aufgeschnittenen Scheiben eines Brotlaibes zusammengenommen haben wesentlich mehr Oberfläche als ein ganzer Brotlaib.

Je größer die innere Oberfläche des Trinkwassers ist, desto leichter passiert es die Zellmembranen im menschlichen Körper und dringt bis in die kleinsten Kapillaren vor. So können die Zellen ihr mit

Stoffwechselresten beladenes Wasser gegen frisches austauschen. Der Nobelpreisträger Dr. Alexis Carrel hat gezeigt, dass Zellen unsterblich sind, solange die Flüssigkeit, in der sie sich befinden, ganz bestimmten, sehr hohen Qualitätsanforderungen entspricht.

So funktionieren Wasserwirbler

Das Herzstück ist die so genannte Wirbelkammer. Darin entsteht mittels präziser Feinmechanik ein hochdynamischer Wirbelstrom aus einem links- und einem rechtsdrehenden Wirbel. Der linksdrehende Wirbel geht dabei im Umkehrpunkt in den rechtsdrehenden Wirbel über.

Mit dieser Doppelspirale wurde das Muster der DNS (Desoxyribonukleinsäure, kommt im Zellstoffwechsel vor) übernommen. So erhält man ein Wasser, das dem von hochstrukturiertem Zellwasser sehr ähnlich ist.

Ein Wasserwirbler am eigenen Wasserhahn ist eine relativ kostengünstige und einfache Methode, um energetisiertes Wasser kennen zu lernen. Es hat sich nicht nur für Menschen, sondern auch für Tiere und Pflanzen als wohltuend erwiesen.

Praktisch und überall einsetzbar

Wasserwirbler sind ganz leicht am Wasserhahn oder Duschschlauch anzubringen. Sie funktionieren ohne zusätzlichen Energieverbrauch, nur mit dem Druck der Leitung. Auch unterwegs auf Reisen können sie Ihr Begleiter sein, da sie klein und überall benutzbar sind. Verwenden Sie für die Reinigung keine scharfen Putzmittel, ein paar Spritzer Zitronensaft genügen. Wegen der hohen Rotationsgeschwindigkeit des Wassers kann sich ohnehin kein Kalk ablagern.

Die Vorteile von Wasserwirblern

- Reinigung des Wassers von Faulgasen und Chlor
- Entfernung von Schadstoff- und Fremdinformationen
- Anreicherung des Wassers mit Sauerstoff (bis zu 40 mg/l)
- Stabilisierung der Gesundheit durch nachhaltige Energetisierung des Wassers

Sinnvoll für Körperpflege und Haushalt

Dieses Wasser ist nicht nur zum Trinken für Mensch und Tier geeignet. Sie können es im Haushalt und für die Körperpflege einsetzen. Auch Pflanzen reagieren angeblich positiv auf verwirbeltes, nach dem Vorbild der Natur aufbereitetes Wasser.

Wohltuende Wirbelwasser-Bäder

Ein Bad in Wirbelwasser macht Haut und Haare weich und geschmeidig. Bei häufiger Anwendung erreichen Sie eine langfristige Verbesserung von Haut- und Haarstruktur. Hier zwei Rezepte für Spezialbäder mit verwirbeltem Wasser:

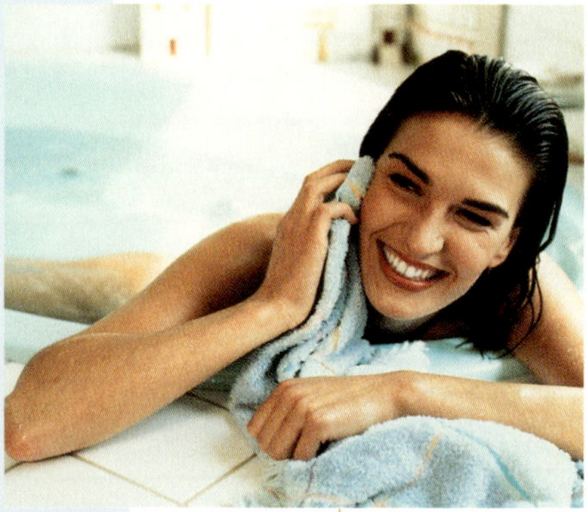

Reinigen Sie Ihr Gesicht täglich mit viel Wirbelwasser und tupfen Sie es sanft trocken. So wird Ihre Haut weich wie die eines Babys.

- Linderung bei Akne, Schuppenflechte und Ekzemen: Lassen Sie die Badewanne mit 37 °C warmem Wasser voll laufen. Streuen Sie unterdessen 500 g Badesalz aus dem Toten Meer (gibt's in der Drogerie) ein. Rühren Sie es dabei mit der Hand um, indem Sie mehrere große »Achter« im Uhrzeigersinn und in der Gegenrichtung formen. So erzeugen Sie heilkräftige Wirbel. Baden sie etwa 15 Minuten darin. Danach vorsichtig abtrocknen und ruhen.
- **Entspannungsbad: Ein warmes, ganz nach Ihrem Geschmack duftendes Vollbad lindert Unruhe und Nervosität. Verquirlen Sie beispielsweise einen natürlichen Zusatz aus Lavendel, Thymian oder anderen Kräutern (aus der Apotheke) wie oben angeführt im Wasser. Nehmen Sie sich 15 bis 20 Minuten Zeit für Ihr Badevergnügen. Hören Sie dazu Musik mit Meeresrauschen oder dem Plätschern einer Quelle. Das Wasser leitet den Schall an Ihren Körper weiter und fördert die Tiefenentspannung. Aber Vorsicht: Lassen Sie sich trotz aller Behaglichkeit nicht dazu verleiten, in der Badewanne einzuschlafen!**

Kraft spendend für Pflanzen

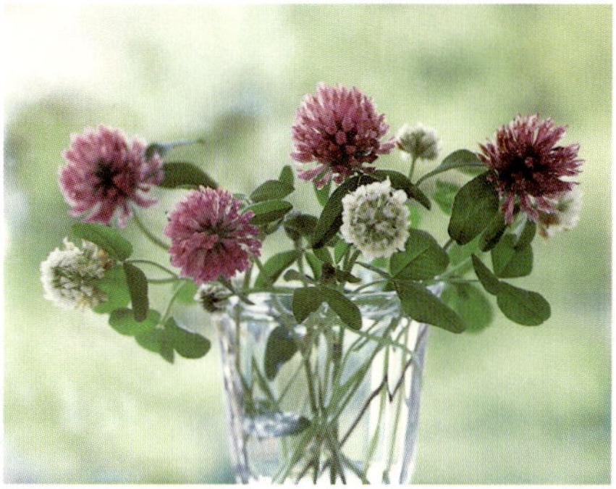

Schnittblumen bleiben länger frisch, wenn Sie Wirbelwasser in die Vase füllen. Auch für levitiertes Wasser (siehe Seite 68f.) gilt, dass es Pflanzen besonders gut gedeihen lässt.

Gießen Sie blühende und nicht blühende Pflanzen in Ihrem Garten mit diesem Wasser. Bei Tests konnte festgestellt werden, dass sie stärker austreiben und länger kräftig und frisch bleiben. Auch wurden der Schädlingsbefall und die Anfälligkeit gegenüber Krankheiten dadurch reduziert. Durch das Gießen Ihrer Pflanzen mit Wirbelwasser können Sie außerdem Dünger einsparen.
Sprühen Sie Wirbelwasser in Ihren Gartenteich. Wasserpflanzen gedeihen besser, das Algenwachstum wird nachhaltig verringert, und das Wasser riecht wegen des höheren Sauerstoffanteils sauberer.

Tipps für den Haushalt

- Besitzen Sie keinen Wasserwirbler, können Sie Ihr Trinkwasser trotzdem auf einfache Weise mit frischer Energie aufladen: Füllen Sie kühles Leitungswasser in einen Krug und rühren Sie es kräftig um, sodass regelrechte Strudel entstehen.
- Legen Sie Obst und Gemüse für 10 bis 15 Minuten in Wirbelwasser, bevor Sie es frisch verzehren. So sollen Giftstoffe aus den Nahrungsmitteln ausgeschwemmt werden, sie schmecken zudem vitaler und kräftiger.
- Verwenden Sie verwirbeltes Wasser auch zum Brotbacken. Es trägt zur Verringerung des Essigsäureanteils bei und wird bekömmlicher. Außerdem reißt der Teig nicht so schnell und lässt sich viel leichter bearbeiten.
- Bereiten Sie Tee und Kaffee mit Wirbelwasser zu. Die Getränke schmecken besser. Testen Sie es selbst!
- Sprühen Sie Wirbelwasser in frisch gepresste Säfte. Das ist Gesundheit pur!
- Reduzieren Sie die Menge an Spülmittel, falls Sie einen Wirbler-Aufsatz auf dem Wasserhahn an der Spüle haben. Sie werden sehen, das Geschirr wird trotzdem richtig sauber.

Levitiertes Wasser entschlackt und entgiftet

Auf dem Prinzip der Verwirbelung beruht auch der Vorgang der Levitation von Trinkwasser. Nach dem Vorbild der Natur wird das Wasser energetisch aufgewertet. Es kann so für die Gesundheit, vor allem zur Entschlackung und Entgiftung, genutzt werden.

So funktioniert die Levitation

Levitation ist der physikalische Gegenbegriff zu Gravitation (Schwerkraft), das Vorbild dafür soll der menschliche Organismus sein. Wenn man das Wasser aus der Gravitation herausnimmt, verändert es sich enorm.

Bei diesem physikalischen Verfahren wird, ähnlich wie bei der Verwirbelung, die Struktur des Wassers verändert. Als Entdecker ist in erster Linie Wilfried Hacheney zu nennen, der mit anderen namhaften Fachleuten zusammenarbeitet. Die Levitation ist patentrechtlich geschützt. Das Wasser wird in einem speziell geformten Zylinder mit Innentrichter durch einen im unteren Teil des Gerätes befindlichen Rotor mit hoher Geschwindigkeit gegen die Schwerkraft angehoben. Dann sinkt es wieder nach unten. Während es in genau definierten Strömungsbahnen durch die Maschine fließt, bilden sich Mikrowirbel, die das Wasser bewegen und umstrukturieren. Es bekommt frische Energie und neue Lebendigkeit.

So kehrt die Energie ins Wasser zurück

Wir können unser Trinkwasser aus der Leitung analysieren lassen und dann sicher sein, dass es frei von Schadstoffen, Bakterien und Keimen ist (siehe Seite 57). Dafür sorgt auch die Trinkwasserverordnung. Aber gibt es nicht noch gesünderes, aktiveres Wasser?
Ja! Das zumindest behaupten die Anhänger von verwirbeltem und levitiertem Wasser. Durch technische Behandlung verliert das Wasser Energie. Das Levitationsverfahren will die ursprüngliche, wassereigene Energie, wie sie z. B. im Quellwasser vorhanden ist, zurückbringen. Durch die genau definierte Bewegung und Beschleunigung vergrößert sich die Oberflächenspannung des Wassers um ein Vielfaches. Das verbessert seine Struktur und Dynamik.

Wertvoll als Trinkwasser

Levitiertes Wasser, pur getrunken, ist eine herrliche Erfrischung für den ganzen Körper. Natürlich gilt auch hier wie bei allen anderen Wässern: Trinken Sie nach Ihrem Gusto, hören Sie auf Ihr Körpergefühl, und trinken Sie so oft und so viel Sie wollen.
Seien Sie nicht erstaunt, wenn Sie vielleicht husten müssen nach dem ersten Genuss des so genannten »Levi-Wasser«. Die Aktivierung von bestimmten Schwachstellen des Körpers ist eine unmittelbare Reaktion auf den veränderten Stoffwechsel. Manche bekommen auch einen trockenen Mund. Das bedeutet, dass der Organismus die Flüssigkeit sofort aufnimmt und mehr davon will.

Wie bei allen gesunden und natürlichen Lebensmitteln zeigt sich die wohltuende Wirkung von levitiertem Trinkwasser erst nach längerem und regelmäßigem Gebrauch. Auch ein knackiger Apfel oder ein kerniges Müsli bewirken schließlich keine Wunder über Nacht!

Die Selbstheilungskräfte werden angeregt

Levitiertes Wasser ist kein Heilwasser, aber es soll die Selbstheilungskräfte unterstützen. Durch seine vergrößerte innere Reaktionsfläche scheint es einen besonderen, positiven Einfluss auf die Stoffwechselprozesse im menschlichen Körper zu haben.
Die Wirkung des energetisierten Wassers wird vor allem von sensiblen und kranken Menschen sehr schnell wahrgenommen. Daher empfehlen es viele Heilpraktiker. Es findet auch bei Kuren und Diäten oder therapiebegleitend Verwendung.

Wo bekommt man levitiertes Wasser?

Sie können dieses kühle Nass entweder selbst zu Hause mit einer Levitationsanlage herstellen oder bei einer der rund 150 Wasserstellen im gesamten Bundesgebiet (siehe Seite 78) beziehen.
Dort bekommen Sie eine Kostprobe, ausführliche Beratung und viele Gesundheitstipps. Das Wasser wird in umweltfreundlichen Mehrweg-Glasballons mit Schraubdeckel wöchentlich gegen eine Anfahrtspauschale zu Ihnen ins Haus geliefert, wenn Sie es wünschen. Falls es ein Depot direkt in Ihrer Nähe gibt, können Sie dort Ihr levitiertes Wasser kaufen. Solche Depots sind Bioläden, Reformhäuser oder Getränkemärkte, die von den Wasserstellen regelmäßig beliefert werden.

Die positive Wirkung von Levi-Wasser

Patienten berichten nach einer Therapie mit levitiertem Wasser von vielfältigen positiven Wirkungen auf ihre Gesundheit. So wurden folgende Beobachtungen bei der Anwendung des Wassers gemacht:

- Es gibt seine Energie an die Körperflüssigkeiten weiter und verbessert die Fließfähigkeit des Blutes. Das bedeutet Vorbeugung gegen Arteriosklerose und Herzerkrankungen.
- Bei Fastenkuren trägt es zur Entschlackung und Entgiftung bei.
- Es kann Sodbrennen und Verdauungsbeschwerden reduzieren.
- Es bessert die Schmerzen bei Verbrennungen und fördert den Heilungsprozess.
- Brauner Zahnbelag löst sich durch Putzen mit Levi-Wasser.
- Bei Akne haben sich Waschungen mit Levi-Wasser bewährt.
- Es kann bei cholesterinbewusster Ernährung möglicherweise zur Senkung des Blutfettwertes beitragen.
- Bei Trinkkuren mit levitiertem Wasser wurden außerdem eine Stärkung des Immunsystems und eine Verbesserung des Krankheitsbildes bei chronischem Schnupfen beobachtet.
- Magenschleimhautentzündungen konnten mit energetisiertem Wasser erfolgreich behandelt werden.

Expertenipp

Ein bewährtes Mittel zur Linderung von Bronchitis: Holunderblütentee, aus levitiertem Wasser gekocht und mit etwas Honig und Zitronensaft geschmacklich aufgewertet.

Möglichst frisch trinken

Energetisiertes Wasser ist ein hochwertiges Lebensmittel, das in der Wasserstelle immer frisch zubereitet und innerhalb von 24 Stunden geliefert wird. Es enthält keine Konservierungsstoffe und ist auch nicht mit Kohlensäure haltbar gemacht. Es ist daher ein basisches Lebensmittel und trägt nicht zur Übersäuerung des Körpers bei. Wenn Sie es kühl und dunkel lagern, können Sie es getrost zwei Wochen aufheben. Aber grundsätzlich gilt: Je frischer Sie das levitierte Wasser trinken, desto besser ist seine Wirkung. Daher sollten Sie sich keinen allzu großen Vorrat davon anlegen.

Wenn Sie reichlich energetisiertes Wasser trinken, braucht der Körper auch vermehrt Vitamine, vor allem Vitamin C. Das Wasser schwemmt die Giftstoffe aus dem Körper aus und beginnt mit der Zellreparatur. Dabei braucht der Organismus neue gute Bausteine wie z. B. Antioxidanzien. Sie unterstützen ihn bei der Regeneration (siehe Seite 50).

Tipps für die gesunde Küche

- Verwenden Sie levitiertes Wasser zum Kochen, Backen und Zubereiten von Getränken. So bleiben die Nahrungsmittel länger haltbar. Gebäck und Brot werden außerdem lockerer.
- Zum Anzüchten von vitaminreichen Sprossen wie beispielsweise Alfalfa oder Mungobohnen ist dieses Wasser gut geeignet. Die erste Keimphase ist um etwa zehn Stunden verkürzt. Zudem werden mehr Samen zum Aufkeimen gebracht als mit normalem Leitungswasser.
- Küchenkräuter, regelmäßig mit energetisiertem Wasser gegossen, bewahren ihren intensiven Geschmack und bleiben lange frisch.
- Gemüse und Getreide, in levitiertem Wasser gekocht, behalten besser ihren Eigengeschmack.

Expertentipp

Probieren Sie levitiertes Wasser auch zur Bereitung von warmen Getränken: Kaffee und Tee bekommen ein feineres Aroma und werden bekömmlicher.

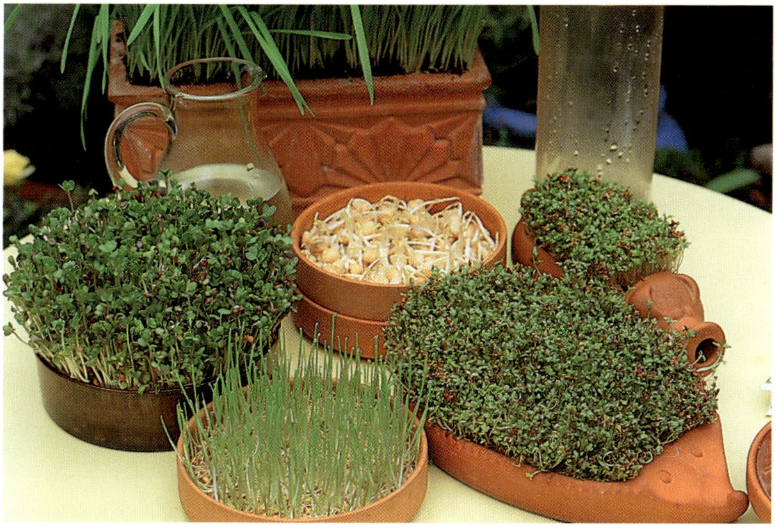

Küchenkräuter und Sprossen bleiben lange frisch, wenn man Sie regelmäßig mit levitiertem Wasser gießt.

Leichte Rezepte für einen energiereichen Tag

Beginnen Sie den Tag mit einem kraftspendenden Frühstück. Sie können die folgenden Rezeptvorschläge natürlich auch zu anderen Tageszeiten genießen und sie beliebig abwandeln. Hauptsache, Sie verwenden frisches levitiertes oder verwirbeltes Wasser.

Knusprige Powerbrötchen

250 g frisch gemahlenes Dinkelmehl
½ Päckchen Weinstein-Backpulver
1 gestr. TL Meersalz
75 g fein geriebener Emmentaler Käse
250 ml Levi- oder Wirbelwasser
2 EL Milch zum Bestreichen

Expertentipp

Die gehaltvollen Käse-Dinkel-Brötchen sind auch eine gute Alternative zum Weißmehl-Baguette als Beilage zu Suppen und Salaten.

1. Mehl mit Backpulver, Käse und Salz in einer Schüssel mischen.
2. Das Wasser dazugießen und alles rasch zu einem lockeren Teig verarbeiten.
3. Hände in Mehl tauchen und 6 kleine Brötchen formen.
4. Auf ein mit Backpapier belegtes Blech geben, mit einem scharfen Messer sternförmig einschneiden und mit Milch bestreichen.
5. Auf der mittleren Schiene bei 175 °C (nicht vorgeheizt!) etwa 45 Minuten backen.
6. Die Garprobe machen: Auf die Unterseite eines Brötchens klopfen. Es muss hohl klingen.
7. Lauwarm servieren.

Die Brötchen schmecken lecker zum Frühstück mit selbst gemachter Marmelade oder Honig-Nussmus. Mit Käse oder Kräuterquark belegt, sind sie ein idealer Snack für zwischendurch.

Vitaminreicher Powerdrink (für 2 Gläser)

1 süßer Apfel
1 TL Honig
1 EL Zitronensaft
150 g Magermilchjoghurt
½ Päckchen Vanillezucker
100 ml levitiertes Wasser

1. Den Apfel schälen, entkernen, in Stücke schneiden und mit den restlichen Zutaten mit dem Pürierstab verquirlen.
2. Auf zwei Gläser verteilen und sofort trinken.

Expertentipp

Den Powerdrink können Sie nach Belieben abwandeln: Anstelle der Äpfel lassen sich Bananen, Beeren oder andere Früchte gut pürieren. Zum Süßen schmeckt auch Ahornsirup.

Süße Fruchtbombe (für 2 Portionen)

2 EL Heidelbeeren
1 mittelgroßer süßer, saftiger Apfel
1 Hand voll kernlose Weintrauben
Levitiertes oder verwirbeltes Wasser zum Einlegen
2 EL Sahnequark
3 EL Mineralwasser
1 EL Ahornsirup
1 Banane
1 EL Pinienkerne

1. Heidelbeeren, Apfel und Trauben in das Wasser einlegen.
2. Sahnequark, Mineralwasser und Ahornsirup glatt rühren.
3. Nach etwa 10 Minuten den Apfel schälen und mit dem restlichen Obst in kleine Stücke schneiden.
4. Die Früchte mit der Quark-Mischung vermengen, dann auf 2 Schalen verteilen.
5. Mit den Pinienkernen bestreuen und gleich servieren.

Tipps für zusätzliche Sauerstoff-Power

- Schlafen Sie nachts bei geöffnetem Fenster.
- Lüften Sie Ihre Wohn- und Büroräume regelmäßig, Zimmerpflanzen sorgen für gesunde Raumluft (Vorsicht bei Allergien!).
- Gehen Sie viel an der frischen Luft spazieren.

Trinktipps auf einen Blick

Innerhalb von 16 Tagen erneuert sich das gesamte Körperwasser. Dafür muss man stets ausreichend trinken. Der Flüssigkeitsbedarf ist jedoch nicht bei allen Menschen gleich. Finden Sie Ihr persönliches Trink-Konzept und denken Sie daran: Wenn Sie Durst verspüren, haben Sie bereits ein erhebliches Flüssigkeitsdefizit!

Leiden Sie häufiger an Kopfschmerzen? Trinken Sie Wasser, bevor Sie zu einer anderen Medizin greifen. Kopfschmerzen sind oft stressbedingt, das Wasser beruhigt.

Bei erhöhten Cholesterinwerten

Ihre Körperzellen haben einen Abwehrmechanismus entwickelt, um sich der osmotischen Kraft des Blutes zu wiedersetzen, mit der immer mehr Wasser durch die Zellmembranen entzogen wird. Ein zu hoher Cholesterinspiegel ist Anzeichen für eine Dehydration.

- Trinken Sie täglich acht bis zwölf Gläser Wasser.
- Gehen Sie möglichst zweimal am Tag ausgiebig spazieren.

Bei Asthma und Allergien

Sie sind Anzeichen dafür, dass der Körper die Produktion von Histamin erhöht hat, das als Regler für den Wasserhaushalt dient. Bekommt der Körper nicht genug Flüssigkeit, dann wird die wasserregulierende Aktivität des Histamins übersteigert.

- Erhöhen Sie Ihre Wasseraufnahme jeden Tag und bleiben Sie dann bei mindestens acht Gläsern.
- Trinken Sie täglich nicht mehr als ein Glas Orangensaft. Er enthält viel Kalium, das die Histaminproduktion erhöhen kann. Dies gilt vor allem für Asthmatiker.

Bei Ängsten und Stress

Wenn der Körper zu wenig Wasser bekommt, laufen die gleichen Reaktionen ab wie bei Stress: Wichtige Körperreserven werden mobilisiert. Dadurch wiederum wird ein Teil der Wasserreserven des Körpers verbraucht: ein Teufelskreis.

Vielleicht kennen Sie das: Wenn Sie aufgeregt sind oder Angst haben, bekommen Sie einen trockenen Mund und müssen trinken.

- Versorgen Sie Ihren Körper täglich mit reichlich Wasser.
- Trinken Sie in Angst- und Stresssituationen besonders viel Wasser, das kann Ihnen die innere Ruhe zurückbringen.

Bei Reizdarm und Verstopfung

Ein gereizter Darm reagiert abwechselnd mit Durchfällen und Verstopfung. Dies verursacht Schmerzen und Stress.

- Essen Sie reichlich Frischkost.
- Trinken Sie viel Wasser zum Ausscheiden von Schlackenstoffen.
- Sportliche Betätigung lindert die Symptome des Reizdarms.

Trinken Sie wenig Tee, Kaffee und Alkohol. Sie belasten Nieren, Leber und Kreislauf. Wenn Sie dennoch sündigen, gleichen Sie es mit viel Wasser aus. Es entgiftet den Körper.

Bei Bluthochdruck und Herzbeschwerden

Wenn Sie zu wenig trinken, wird das Blut dickflüssig. Die Folge sind Gefäßverengungen und hoher Blutdruck.

- Steigern Sie Ihre Wassermenge allmählich. So wird mehr Urin produziert, giftige Substanzen werden ausgespült. Das Herz erholt sich.
- Nehmen Sie möglichst keine entwässernden Medikamente. Sie begünstigen Vitamin- und Mineralstoffverluste!

Sportler brauchen besonders viel Flüssigkeit

Wer viel schwitzt, muss viel trinken. In der Regel gilt: Wer eine Stunde Sport treibt, braucht bereits einen Liter Wasser mehr. Während eines schweißtreibenden Trainings sollte man möglichst alle 15 Minuten etwas trinken. Auch bei großer Hitze im Freien oder bei trockener Heizungsluft in einer Halle sollten Sie viel Flüssigkeit aufnehmen.

So werden Sie mit Wasser gesund

- Trinken Sie morgens nüchtern zwei Gläser (je 0,2 l) lauwarmes Wasser. Es wirkt verdauungsfördernd und entgiftend.
- Trinken Sie täglich mindestens acht Gläser frisches Wasser.
- Hören Sie auf Ihren Körper. Essen Sie nur, wenn Sie hungrig sind, trinken Sie dafür zwischendurch viel Wasser.
- Trinken Sie eine halbe Stunde vor dem Essen ein Glas Wasser, aber nicht zum Essen. Das stört den Verdauungsvorgang.
- Schwemmen Sie nach der Einnahme schwerer Medikamente Giftstoffe durch das Trinken von viel gesundem Wasser aus.

Viele ältere Menschen leiden unter zunehmender Blasenschwäche und geizen deshalb mit der Flüssigkeitszufuhr. Schlimmer als häufige und lästige Toilettengänge sind aber die Folgen innerer Austrocknung. Der nächtliche Gang zum »stillen Örtchen« lässt sich meist vermeiden, wenn der überwiegende Teil der täglichen Trinkmenge bereits am Vormittag und frühen Nachmittag konsumiert wird.

- Das ideale Sportlergetränk ist eine Apfel- oder Fruchtsaftschorle. Es stellt sowohl Flüssigkeit als auch kleine Kohlenhydrat-, Vitamin- und Mineralstoffmengen bereit.
- Mineralwasser ist gut geeignet, um den Flüssigkeitspegel wieder aufzufüllen. Bei Ausdauerbelastung fehlen jedoch die Kohlenhydrate. Ein zusätzlicher Fitnessriegel (auf der Basis von Getreide und Trockenfrüchten) ist angebracht.
- Über den Durst trinken ist völlig in Ordnung. Es fördert die Leistungsfähigkeit.
- Sauerstoffwasser steigert Kraft und Ausdauer, es kann manchmal sogar Muskelkater vorbeugen (siehe Seite 45).

Senioren trinken oft zu wenig

Im Alter nimmt das Durstgefühl ab, manche Menschen vergessen regelrecht das Trinken. Die fatale Folge: Austrocknung, ein akut lebensbedrohlicher Zustand. Deshalb sollten Senioren auch ohne Durstgefühl ganz besonders auf ausreichende Trinkmengen achten. Wasser kann für sie ein wahrer Jungbrunnen sein.

- Trinken Sie täglich eineinhalb bis zwei Liter Wasser. Stellen Sie sich diese Menge im Kühlschrank bereit oder messen Sie ab, wie viele Gläser das jeden Tag sind und zählen Sie mit.

- Trinken Sie bewusst das, was Ihnen gut schmeckt. Vielleicht wollen Sie das Wasser mit leckeren Säften anreichern oder mit frisch gepresstem Obst. Das bringt zusätzliche Vitamine.
- Genießen Sie z. B. nachmittags eine Teezeremonie, zu der Sie jemanden einladen. Zu zweit macht das Trinken noch mehr Spaß.

Wasser bringt werdenden Müttern Energie

Wasser sollte in der Schwangerschaft das Hauptgetränk sein, da es am besten die Nierentätigkeit unterstützt und die Verdauung anregt. Ödemen (Wasseransammlungen) wird gleichzeitig vorgebeugt. Durch eine ausreichende Menge an gesundem Wasser können sich schwangere Frauen außerdem energetisch regelrecht aufladen.

- Bei kleineren Beschwerden helfen Kräutertees, z. B. Kamillentee für Magen und Darm, Melissentee zur Beruhigung, Holundertee gegen Erkältung oder Johannisbeertee für Nerven und Kreislauf.
- Bei Übelkeit mit Erbrechen (häufig während der ersten drei Schwangerschaftsmonate) muss die tägliche Flüssigkeitszufuhr erhöht werden.

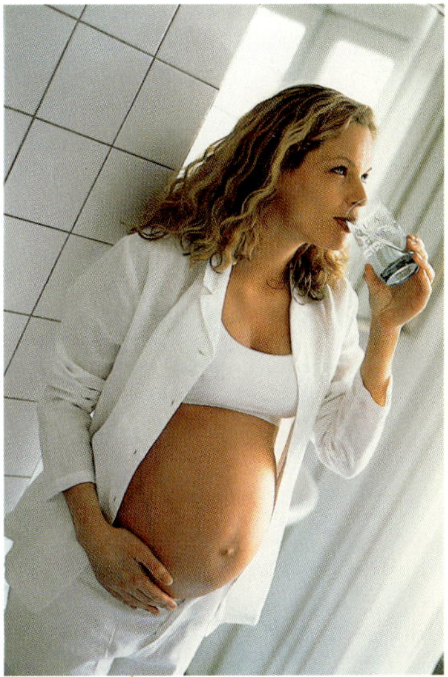

Trinken Sie in der Schwangerschaft mindestens 2 l Wasser pro Tag.

Gesunde Trinkgewohnheiten für Kinder

Natürlich wollen Kinder am liebsten Süßes essen und trinken. Als Eltern können Sie Ihre Kinder jedoch schon ganz früh auf spielerische Weise an gesunde Trink- und Essgewohnheiten heranführen und ihnen so ein Stück Gesundheit für den weiteren Lebensweg mitgeben. Wichtig dabei ist, dass Sie es selbst auch vorleben!

- Gewöhnen Sie Ihren Nachwuchs gar nicht erst an verpackte Getränke wie Säfte und Limonaden.
- Viel Spaß haben die Kleinen, wenn sie sich ihr Sprudelwasser selbst herstellen können (siehe Seite 60). Als vitaminreicher Geschmackszusatz eignen sich ausgepresste Früchte, wenn's süß schmecken soll ein Schuss Ahornsirup.
- Halten Sie immer ein Gefäß mit frischem Wasser im Kühlschrank bereit – für den Fall, dass der Durst riesengroß ist.

Bezugs- und Informationsquellen

Internetadressen, die weiterhelfen

- www.hechtl-plus-sauerstoff.de:
  Informationen über Sauerstoffwasser, Bestellmöglichkeit von kostenfreiem Infomaterial, Onlineshop.
- www.oxivit.de:
  Bezug von Sauerstoffwasser, Verbrauchermeinungen, Antworten auf wichtige Fragen über Sauerstoffwasser.
- www.adelholzener.de:
  Kurzbeschreibung von zwei Sauerstoffwässern.
- www.optiwell.at:
  Sauerstoffwasser-Bereiter; wissenschaftliche Erkenntnisse und Studien; kostenlose CD und Video über Sauerstoffwasser.
- www.wirbelwasser.de:
  Informationen über Wirbelwasser, Sauerstoffwasser und diverse Geräte.
- www.mineralwasser.com:
  Daten und Fakten über den Trinkwasser-Konsum; zahlreiche Trinktipps; Bestellmöglichkeit von Broschüren über Mineralwasser; Rezeptvorschläge für Drinks mit Mineralwasser.
- www.levaquell.de:
  Wissenschaftliche Informationen über levitiertes und sauerstoffangereichertes Wasser, Heimbereiter, Bestellshop.

Wasserstellen

Wasserstelle München, Inh.: Werner Habermeier
Fraunhoferstr. 13, 80469 München, Tel./Fax: (089)266981
Internet: www.wasserstelle.de
Hier bekommen Sie einen Wasserwirbler und ausführliche Informationen über verwirbeltes, levitiertes und sauerstoffangereichertes Wasser. Außerdem können Sie erfahren, wo es eine Wasserstelle in Ihrer Nähe gibt.

Register

Die Autorin
Birgit Kaltenthaler studierte an der Universität Erlangen Romanistik und Germanistik. Sie arbeitet als freie Journalistin und Buchautorin mit den Schwerpunkten Medizin und Naturheilkunde. Außerdem ist sie ärztlich geprüfte Yogalehrerin und Seminarleiterin für Autogenes Training und Entspannungstherapie. Im eigenen Studio gibt sie seit einigen Jahren regelmäßig Kurse für Erwachsene und Kinder.

Wichtiger Hinweis
Die im Buch veröffentlichten Ratschläge und Rezepte wurden mit größter Sorgfalt von Verfasserin und Verlag erarbeitet und geprüft. Eine Garantie kann jedoch nicht übernommen werden. Ebenso ist eine Haftung der Verfasserin bzw. des Verlages und seiner Beauftragten für Personen-, Sach- oder Vermögensschäden ausgeschlossen.

Bildnachweis
Umschlagfoto: Mauritius/S. Pearce
Fotos:
Corbis Stock Market/Warren Morgan S. 45;
Fotex/EMG S. 18;
Ifa/Int. Stock S. 38/Diaf S. 61/I.P.S. S. 67;
Image Bank/Peter Cade S. 54/Sacha Ajbeszyc S. 66;
Klaus Lipa S. 12, 15; Mauritius/Rosenfeld S. 31/SST-Springer S. 44;
Dominik Parzinger S. 22 (1), 23 (2), 24 (2), 25 (3);
PhotosDisc S. 41, 48;
Reinhard-Tierfoto/Hans Reinhard S. 43 (2), 71;
StockFood/L. Vogt S. 51;
Zefa/ Pete Leonard S. 4/R. Gerth S. 8/H. G. Rossi S. 27/Jack Jr. Hoehn S. 34/
Steeger S. 62/Benelux S. 77

Impressum

Die Deutsche Bibliothek – CIP-Einheitsaufnahme
Ein Titeldatensatz für diese Publikation ist bei der Deutschen Bibliothek erhältlich.

Midena Verlag, München

Projektleitung: Franz Leipold
Redaktion: Dr. Marion Onodi, Planegg
Herstellung: Karin Kristen
Bildredaktion: Sylvie Busche (Ltg.), Kirsten Dieckerhoff
Umschlagkonzeption: Kontrapunkt, Kopenhagen
Satz: Wollinsky & Partner, München
Reproduktion: Repro Ludwig
Printed in Italy

ISBN 3-310-00694-8